现代护理学理论与实践

陈丽燕 / 主编

U0312350

延吉·延边大学出版社

图书在版编目（CIP）数据

现代护理学理论与实践 / 陈丽燕主编 . -- 延吉：
延边大学出版社 , 2023.11
　ISBN 978-7-230-05879-7

Ⅰ . ①现… Ⅱ . ①陈… Ⅲ . ①护理学 Ⅳ . ① R47

中国国家版本馆 CIP 数据核字 (2023) 第 216985 号

现代护理学理论与实践

主　　编：陈丽燕
责任编辑：郑明昱
封面设计：文合文化
出版发行：延边大学出版社
社　　址：吉林省延吉市公园路 977 号　　　　**邮　编**：133002
网　　址：http://www.ydcbs.com　　　　　　　**E-mail**：ydcbs@ydcbs.com
电　　话：0433-2732435　　　　　　　　　　**传　真**：0433-2732434
印　　刷：三河市嵩川印刷有限公司
开　　本：787 毫米 ×1092 毫米　　1/16
印　　张：15
字　　数：220 千字
版　　次：2023 年 11 月第 1 版
印　　次：2024 年 1 月第 1 次印刷
书　　号：ISBN 978-7-230-05879-7

定　　价：98.00 元

编委会

前　言

护理是保持和促进人们健康的服务行业，对患者的生命健康负有重大责任，护理工作必须体现以健康为中心的服务思想，对人民大众的健康负责，护理工作人员要不断提高技术水平和服务质量。随着国民经济的不断发展，护理业务的范围也不断扩大，分工越来越细，这就对护士的业务水平提出了更高的要求。临床护士既要有扎实的理论知识，同时也要具备过硬的实践能力。本书正是在此背景下编写的。

本书是编者根据多年丰富的临床经验及专业特长，在搜集参考大量最新文献的基础上编写的，内容丰富，覆盖面广，重点分析了临床护理基本操作及临床各科室常见病、多发病的护理知识，科学性与实用性强，贴近临床护理工作实际的同时，又紧密结合了国家医疗卫生事业的最新进展和护理学的发展趋势。本书的出版对促进临床护理的规范化、系统化及科学化将起到一定作用。

由于时间和篇幅有限，书中难免存在不足之处，敬请专家、学者及广大读者提出宝贵意见，以便再版时修订。

编　者

2023 年 8 月

目　录

第一章　临床护理基本操作

第一节　口服给药法

药物经口服后，经胃肠道吸收后，可发挥局部或全身治疗的作用。

一、摆药

（一）药物准备类型

1. 中心药房摆药

目前国内不少医院均设有中心药站，一般设在医院内距离各病区适中的地方，负责全院各病区患者的日间用药。

病区护士每日上午在医生查房后把药盘、长期医嘱单送至中心药站，由药站专人处理医嘱，并进行摆药、核对。口服药摆每日3次量，注射药物按一日总量备齐。然后经病区护士当面核对无误后，取回病区，按规定时间发药。发药前须经另一人核对。

各病区另设一药柜，备有少量常用药、贵重药、针剂等，作为临时应急用。所备的药物须有固定基数，用后及时补充，交接班时按数点清。

2. 病区摆药

病区护士在病区负责准备自己病区患者所需的药品。

（二）用物

药柜（内有各种药品）、药盘或发药车、小药卡、药杯、量杯（10～20mL）、滴管、药匙、纱布或小毛巾、小水壶（内盛温开水）、服药单。

（三）操作方法

1. 准备

洗净双手，戴口罩，备齐用物，依床号顺序将小药卡（床号、姓名）插于药盘上，并放好药杯。

2. 按服药单摆药

一个患者的药摆好后，再摆下一个患者的药，先摆固体药（片、丸、胶囊）再摆水剂药。

（1）固体药：左手持药瓶（标签在外），右手掌心及小指夹住瓶盖，拇指、示指和中指持药匙取药，不可用手取药。如需磨碎的药，可用乳钵研碎。

（2）水剂：先将药水摇匀，左手持药杯，拇指置于所需刻度，使之与视线处于同一高度，右手持药瓶，标签向上，然后缓缓倒出所需药液。应以药液低面的刻度为准。同时有几种水剂时，应分别倒入不同药杯内。更换药液时，应用温开水冲洗药杯。倒毕，瓶口用湿纱布或小毛巾擦净，然后放回原处。

3. 其他

（1）药液不足1mL须用滴管吸取计量（1mL＝15滴）。为使药量准确，应将药液滴入已盛好少许冷开水的药杯内，或直接滴于面包或饼干上服用。

（2）患者的个人专用药，应注明床号、姓名、药名、剂量、时间，以防出现差错。专用药不可借给他人用。

（3）摆完药后，应根据服药单核对1次，再经第2人核对无误后，方可发药。用清洁巾盖好药盘待发。清洗滴管、乳钵等。清理药柜。

二、发药

（一）用物

温开水、服药单、发药车。

（二）操作方法

1. 准备

发药前先了解患者情况，对于暂不能服药者，应暂不发药，做好交班。

2. 发药查对，督促服药

按规定时间，携服药单送药到患者处，核对服药单及床头牌的床号、姓名，并询问患者姓名，回答与服药本一致再发药，待患者服下后方可离开。

3. 根据不同药物的特性正确给药

（1）抗生素、磺胺类药物应准时给药，以保持药物在血液中的有效浓度。

（2）健胃、助消化药物宜在饭前或饭间服。对胃黏膜有刺激的药物宜在饭后服。

（3）对呼吸道黏膜有安抚作用的保护性镇咳药，服后不宜立即饮水，以免稀释药液，降低药效。

（4）某些由肾排出的药物，如磺胺类，尿少时可析出结晶，引起肾小管堵塞，故应鼓励患者多饮水。

（5）对牙齿有腐蚀作用和易使牙齿染色的药物，如铁剂，可用饮水管吸取，服后漱口。

（6）服用强心苷类药物应先测脉率、心率及节律，若脉率低于60次／分或节律不齐时不可服用。

（7）有配伍禁忌的药物，如呋喃妥因与碳酸氢钠溶液等碱性药液，不宜在短时间内先后服用。

（8）催眠药应在就寝前服用。

发药完毕，再次与服药单核对一遍，看有无遗漏或差错。药杯集中处理。清洁药盘放回原处。需要时做好记录。

（三）注意事项

1. 严格遵守三查七对制度（操作前、中、后查，核对床号、姓名、药名、浓度、剂量、方法、时间），防止发生差错。

2. 对于老、弱、小儿及危重患者，应协助其服药；对于鼻饲者，应先注入少量温开水，后将药物研碎、溶解后由胃管注入，再注入少量温开水冲洗胃管。更换或停止药物，应及时告诉患者。若患者提出疑问，应重新核对清楚后再给患者服药。

3. 发药后，要密切观察患者服药后有无不良反应，若有不良反应，应及时与医生联系，给予必要的处理。

第二节　注射给药法

注射给药是将无菌药液或生物制品用无菌注射器注入人体内，达到预防、诊断、治疗目的的方法。

一、药液吸取法

（一）从安瓿内吸取药液

将药液集中到安瓿体部，用消毒液消毒安瓿颈部及砂轮，用砂轮在安瓿颈部划一锯痕，重新消毒安瓿颈部，拭去碎屑，掰断安瓿。将针尖斜面向下放入安瓿内的液面下，手持活塞柄抽动活塞吸取所需药量。抽吸完毕将针头套上空安瓿或针帽备用。

（二）从密封瓶内吸取药液

除去铝盖的中央部分并消毒密封瓶的瓶塞，待干。往瓶内注入与所需药液等量空气（以增加瓶内压力，避免瓶内产生负压，无法吸取），倒转密封瓶及注射器，使针尖斜面在液面下，轻拉活塞柄吸取药液至所需量，再以示指固定针栓，拔出针头，套上针帽备用。

若密封瓶或安瓿内系粉剂或结晶时，应先注入所需量的溶剂，使药物溶化，然后吸取药液。黏稠药液（如油剂）可先加温（遇热变质的药物除外），或将药瓶用双手搓热后再抽吸。混悬液应摇匀后再抽吸。

（三）排出注射器内空气

一手指固定于针栓上，拇指、中指扶持注射器，针头垂直向上，一手抽动活塞柄吸入少量空气，然后摆动针筒，并使气泡聚集于针头口，稍推动活塞将气泡排出。若针头偏于一侧，则排气时应使针头朝上倾斜，使气泡集中于针头根部，如上法排出气泡。

二、皮内注射法

皮内注射法是将少量药液注入表皮与真皮之间的方法。

（一）目的

1. 各种药物过敏试验。
2. 预防接种。
3. 局部麻醉。

（二）用物

1. 注射盘或治疗盘内盛 2% 碘酊、75% 酒精、无菌镊、砂轮、无菌棉签、开瓶器、弯盘。

2. 1mL 注射器、4½ 号针头，药液按医嘱。药物过敏试验还需备急救药盒。

（三）注射部位

1. 药物过敏试验在前臂掌侧中、下段。

2. 预防接种常选三角肌下缘。

（四）操作方法

1. 了解患者的病情、合作程度、对皮内注射的认识水平和心理反应，过敏试验还需了解患者的"三史"（过敏史、用药史、家族史）；介绍皮内注射的目的、过程，取得患者配合；评估注射部位组织状态（皮肤颜色、有无皮疹、感染及皮肤划痕）。

2. 准备用物，并按医嘱查对后抽好药液，放入铺有无菌巾的治疗盘内，携物品至患者处，再次核对。

3. 助患者取坐位或卧位，选择注射部位，以 75% 酒精消毒皮肤、待干。酒精过敏者用生理盐水清洁皮肤。

4. 排尽注射器内空气，示指和拇指绷紧注射部位皮肤，右手持注射器，针尖斜面向上，与皮肤呈 5° 角刺入皮内，放平注射器，平行将针尖斜面全部进入皮内，左手拇指固定针栓，右手快速推注药液 0.1mL。也可右手持注射器左手推注药液，使局部可见半球形隆起的皮丘，皮肤变白，毛孔变大。

5. 注射毕，快速拔出针头，核对后交代患者注意事项。

6. 清理用物，按时观察结果并正确记录。

（五）注意事项

1. 忌用碘酊消毒皮肤，并避免用力反复涂擦。

2. 注射后不可用力按揉，以免影响观察结果。

三、皮下注射法

皮下注射法是将少量药液注入皮下组织的方法。

（一）目的

1. 需迅速达到药效和药物不能或不宜口服时采用。

2. 局部供药，如局部麻醉用药。

3. 预防接种，如各种疫苗的预防接种。

（二）用物

注射盘，1～2mL 注射器，5～6 号针头，药液按医嘱准备。

（三）注射部位

上臂三角肌下缘、上臂外侧、股外侧、腹部、后背、前臂内侧中段。

（四）操作方法

1. 评估患者的病情、合作程度、对皮下注射的认识水平和心理反应；介绍皮下注射的目的、过程，取得患者配合；评估注射部位组织状态。

2. 准备用物，并按医嘱查对后抽好药液，放入铺有无菌巾的治疗盘内，携物品至患者处，再次核对。

3. 助患者取坐位或卧位，选择注射部位，皮肤做常规消毒或安尔碘消毒。常规消毒方法如下：2% 碘酊以注射点为中心，呈螺旋形由内向外涂擦，直径在 5cm 以上，待干，然后用 75% 酒精以同法脱碘 2 次，待干。

4. 持注射器排尽空气。

5. 左手示指与拇指绷紧皮肤，右手持注射器、示指固定针栓，针尖斜面向上，与皮肤呈 30°～40° 角（过瘦者可捏起注射部位皮肤），快速刺入针头 2/3，左手抽动活塞柄，观察回血情况，无回血后缓缓推注药液。

6. 推完药液，用干棉签放于针刺处，快速拔出针后，轻轻按压。

7. 核对后助患者取舒适卧位，整理床单位，清理用物，必要时记录。

（五）注意事项

1. 持针时，右手示指固定针栓，切勿触及针梗，以免污染。

2. 针头刺入角度不宜超过 45°，以免刺入肌层。

3. 对皮肤有刺激作用的药物，一般不作皮下注射。

4. 药液少于 1mL 时，必须用 1mL 注射器，以保证注入药量准确无误。

5. 需经常做皮下注射者，应建立轮流交替注射部位的计划，以达到在有限的注射部位吸收最大药量的效果。

四、肌内注射法

肌内注射法是将少量药液注入肌肉组织的方法。

（一）目的

1. 给予需在一定时间内产生药效，而不能或不宜口服的药物。

2. 药物不宜或不能静脉注射，要求比皮下注射更迅速发生疗效时采用。

3. 注射刺激性较强或药量较大的药物。

（二）用物

注射盘，2 ～ 5mL 注射器，6 ～ 7 号针头，药液按医嘱准备。

（三）注射部位

一般选择肌肉较厚、离大神经和血管较远的部位，其中以臀大肌、臀中肌、臀小肌最为常用，其次为股外侧肌及上臂三角肌。

1. 臀大肌内注射部位定位法

（1）十字法：从臀裂顶点向左侧或右侧画一水平线，然后从该侧髂嵴最高点做一垂直线，将臀部分为 4 个象限，选其外上象限并避开内角（内角定位：髂后上棘至大转子连线）即为注射区。

（2）连线法：取髂前上棘和尾骨连线的外上 1/3 处为注射部位。

2. 臀中肌、臀小肌内注射部位定位法

（1）构角法：以示指尖与中指尖分别置于髂前上棘和髂嵴下缘处，由髂嵴、示指、中指所构成的三角区内为注射部位。

（2）三指法：髂前上棘外侧三横指处（以患者的手指宽度为标准）。

3. 股外侧肌内注射部位定位法

在大腿中段外侧，膝上 10cm，髋关节下 10cm 处，宽约 7.5cm。此处大血管、神经干很少通过，范围较大，适用于多次注射或 2 岁以下婴幼儿注射。

4. 上臂三角肌内注射部位定位法

上臂外侧、肩峰下 2 ～ 3 横指处。此处肌肉不如臀部厚，因此只能做小剂量注射。

（四）患者体位

为使患者的注射部位肌肉松弛，应尽量使患者体位舒适，具体有以下几种体位：

1. 侧卧位。下腿稍屈膝，上腿伸直。

2. 俯卧位。足尖相对，足跟分开。

3. 仰卧位。适用于病情危重不能翻身的患者。

4. 坐位。座位稍高，便于操作。非注射侧臀部坐于座位上，注射侧腿伸直。一般门诊患者多取坐位。

（五）操作方法

1. 评估患者的病情、合作程度、对肌内注射的认识水平和心理反应；介绍肌内注射的目的、过程，取得患者配合；评估注射部位组织状态。

2. 准备用物，并按医嘱查对后抽好药液，放入铺有无菌巾的治疗盘内，携物品至患者处，再次核对。

3. 协助患者取合适卧位，选择注射部位，皮肤做常规消毒或安尔碘消毒。

4．注射器排气。左手拇指、示指分开并绷紧皮肤，右手执笔式持注射器，中指固定针栓，用前臂带动腕部的力量，将针头迅速垂直刺入肌内，一般刺入 2.5～3cm（过瘦者或小儿酌减），固定针头。

5．松左手，抽动活塞，观察无回血后，缓慢推药液。如有回血，酌情处理，可拔出或进针少许再试抽，无回血方可推药。推药同时注意观察患者的表情及反应。

6．注射毕，用干棉签放于针刺处，快速拔针并按压。

7．核对后协助患者穿好衣裤，安置舒适卧位，整理床单位。清理用物，必要时做记录。

（六）Z 径路注射法和留置气泡技术

1．Z 径路注射法

注射前以左手示指、中指和环指使待注射部位皮肤及皮下组织朝同一方向侧移（皮肤侧移 1～2cm），绷紧固定局部皮肤，维持到拔针后，迅速松开左手，此时位移的皮肤和皮下组织位置复原，原先垂直的针刺通道随即变成 Z 形。该方法可将药液封闭在肌肉组织内而不易回渗，利于吸收，减少硬结的发生，尤其适用于老年人等特殊人群，以及刺激性大、难吸收药物的肌内注射。

2．留置气泡技术

用注射器抽吸适量药液后，再吸入 0.2～0.3mL 空气，注射时，气泡在上，当全部药液注入后，再注入空气。此方法的优点：可将药物全部注入肌肉组织而不留在注射器无效腔中（每种注射器的无效腔量不一，范围为 0.07～0.3mL），以保证药量的准确；同时可防止拔针时药液渗入皮下组织引起刺激，产生疼痛，并可将药液限制在注射肌肉局部而利于组织的吸收。

（七）注意事项

1．切勿将针梗全部刺入，以防针从根部衔接处折断；万一折断，应保持局部与肢体不动，速用止血钳夹住断端取出。若全部埋入肌肉内，即请外科医生诊治。

2. 臀部注射时，部位要选择正确，偏内下方易伤及神经、血管，偏外上方易刺及髋骨，引起剧痛及断针。

3. 推药液时必须固定针栓，推速要慢，同时注意患者的表情及反应。如为油剂药液则更应持牢针栓，以防用力过大针栓与针筒脱开，药液外溢；若为混悬剂，进针前要摇匀药液，进针后持牢针栓，快速推药，以免药液沉淀造成堵塞或因用力过猛使药液外溢。

4. 需长期注射者，应经常更换注射部位，并用细长针头，以避免或减少硬结的发生。若一旦发生硬结，可采用理疗、热敷或外敷活血化瘀的中药，如蒲公英、金黄散等。

5. 2岁以下婴幼儿不宜在臀大肌处注射，因幼儿尚未能独立行走，其臀部肌肉一般发育不好，有可能伤及坐骨神经，应选臀中肌、臀小肌或股外侧肌处注射。

6. 两种药液同时注射又无配伍禁忌时，常采用分层注射法。即当第一针药液注射完，随即拧下针筒，接上第二副注射器，并将针头拔出少许后向另一方向刺入，试抽无回血后，即可缓慢推药。

五、静脉注射法

（一）目的

1. 药物不宜口服、皮下或肌内注射时，需要迅速发生疗效者。

2. 做诊断性检查，由静脉注入药物，如肝、肾、胆囊等检查需注射造影剂或染料等。

（二）用物

注射盘、注射器（根据药量准备）、7～9号针头或头皮针头、止血带、胶布，药液按医嘱准备。

（三）注射部位

1. 四肢浅静脉。肘部的贵要静脉、正中静脉、头静脉；腕部、手背及踝部或足背浅静脉等。

2. 小儿头皮静脉。额静脉、颞静脉等。

3. 股静脉。位于股三角区股鞘内，股神经和股动脉内侧。

（四）操作方法

1. 四肢浅表静脉注射术

（1）评估患者的病情、合作程度、对静脉注射的认识水平和心理反应；介绍静脉注射的目的、过程，取得患者配合；评估注射部位组织状态。

（2）准备用物，并按医嘱查对后抽好药液，放入铺有无菌巾的治疗盘内，携物品至患者处，再次核对。

（3）选静脉，在注射部位上方 6cm 处扎止血带，止血带末端向上。皮肤做常规消毒或安尔碘消毒，同时嘱患者握拳，使静脉显露。备胶布 2～3 条。

（4）注射器接上头皮针头，排尽空气，在注射部位下方，左手绷紧静脉下端皮肤并使其固定；右手持针头使其针尖斜面向上，与皮肤呈 15°～30° 角，由静脉上方或侧方刺入皮下，再沿静脉走向刺入静脉，见回血后将针头与静脉的角度调整好，顺静脉走向推进 0.5～1cm 后固定。

（5）松止血带，嘱患者松拳，用胶布固定针头。若采血标本者，则止血带不放松，直接抽取血标本所需量，也不必胶布固定。

（6）推完药液，以干棉签放于穿刺点上方，快速拔出针头后按压片刻，无出血为止。

（7）核对后安置患者取舒适卧位，整理床单位。清理用物，必要时做记录。

2. 股静脉注射术

常用于急救时加压输液、输血或采集血标本。

（1）评估、查对、备药同四肢静脉注射。

（2）患者仰卧，下肢伸直略外展（小儿应有人协助固定），局部常规消毒或安尔碘消毒皮肤，同时消毒术者左手示指和中指。

（3）于股三角区扪及股动脉搏动最明显处，予以固定。

（4）右手持注射器，排尽空气，在腹股沟韧带下一横指、股动脉搏动内侧 0.5cm 处垂直或呈 45° 角刺入，抽动活塞见暗红色回血，提示已进入股静脉，固定针头，根据需要推注药液或采集血标本。

（5）注射或采血毕，拔出针头，用无菌纱布加压止血 3 ～ 5 分钟，以防出血或形成血肿。

（6）核对后安置患者取舒适卧位，整理床单位。清理用物，必要时做记录，血标本则及时送检。

（五）注意事项

1. 严格执行无菌操作原则，防止感染。

2. 穿刺时务必沉着，切勿乱刺。一旦出现血肿，应立即拔出，按压局部，另选他处注射。

3. 注射时应选粗直、弹性好、不易滑动、易固定的静脉，并避开关节及静脉瓣。

4. 需长期静脉给药者，为保护静脉，应有计划地由小到大，由远心端到近心端选血管进行注射。

5. 对组织有强烈刺激的药物，最好用一副等渗生理盐水注射器先行试穿，证实针头确在血管内后，再换注射器推药。在推注过程中，应试抽察看有无回血，检查针梗是否仍在血管内，经常听取患者的主诉，观察局部体征，如局部疼痛、肿胀或无回血，表示针梗脱出静脉，应立即拔出针头，更换部位重新注射，以免药液外溢而致组织坏死。

6. 药液推注的速度根据患者的年龄、病情及药物的性质而定，并随时听取患者的主诉和观察病情变化，以便调节。

7. 股静脉穿刺时，若抽出鲜红色血，提示穿入股动脉，应立即拔出针头，压迫穿刺点 5～10 分钟，直至无出血为止。一旦穿刺失败，切勿再穿刺，以免引起血肿，有出血倾向的患者，忌用此法。

（六）特殊患者静脉穿刺法

1. 肥胖患者。静脉较深，不明显，但较固定、不滑动，可摸准后再行穿刺。

2. 消瘦患者。皮下脂肪少，静脉较滑动，穿刺时须固定静脉上下端。

3. 水肿患者。可按静脉走向的解剖位置，用手指压迫局部，以暂时驱散皮下水分，显露静脉后再穿刺。

4. 脱水患者。静脉塌陷，可局部热敷、按摩，待血管扩张显露后再穿刺。

六、动脉注射法

（一）目的

1. 采集动脉血标本。

2. 施行某些特殊检查，注入造影剂，如脑血管检查。

3. 施行某些治疗，如注射抗癌药物进行区域性化疗。

4. 抢救重度休克，经动脉加压输液，以迅速增加有效血容量。

（二）用物

1. 注射盘、注射器（按需准备）、7～9 号针头、无菌纱布、无菌手套、药液按医嘱准备。

2. 若采集血标本需另备标本容器、无菌软塞，必要时还需备酒精灯和火柴。一些检查或造影需根据需要准备用物和药液。

（三）注射部位

选择动脉搏动最明显处穿刺。采集血标本常用桡动脉、股动脉。区域性化疗时，应根据患者治疗需要选择注射部位，一般头面部疾病选用颈总动脉，上肢疾病选用锁骨下动脉或肱动脉，下肢疾病选用股动脉。

（四）操作方法

1. 评估患者的病情、合作程度、对动脉注射的认识水平和心理反应；介绍动脉注射的目的、过程，取得患者配合；评估注射部位组织状态。

2. 准备用物，并按医嘱查对后抽好药液，放入铺有无菌巾的治疗盘内，携物品至患者处，再次核对。

3. 选择注射部位，协助患者取适当卧位，消毒局部皮肤，待干。

4. 戴手套或消毒左手示指和中指，在已消毒范围内摸到欲穿刺动脉搏动最明显处，固定于两指之间。

5. 右手持注射器，在两指间垂直或与动脉走向呈 40° 角刺入动脉，见有鲜红色回血时，右手固定穿刺针的方向及深度，左手以最快的速度注入药液或采血。

6. 操作完毕，迅速拔出针头，局部加压止血 5～10 分钟。

7. 核对后安置患者取舒适卧位，整理床单位。清理用物，必要时做记录，如有血标本则及时送检。

（五）注意事项

1. 采血标本时，需先用 1∶500 的肝素稀释液湿润注射器管腔。

2. 采血进行血气分析时，针头拔出后应立即刺入软塞以隔绝空气，并用手搓动注射器使血液与抗凝剂混匀，避免凝血。

第三节　外周静脉通路的建立与维护

一、外周留置针的置入

1. 经双人核对医嘱，对患者进行评估，告知患者用药的要求，征得患者同意后，开始评估血管，血管选择应首选粗直、弹性好的前臂静脉，应注意避开关节。

2. 按六步法洗手、戴口罩。按静脉输液法准备物品，包括利器盒、6cm×7cm透明贴膜、无菌贴膜、清洁手套，22～24G留置针。要注意观察准备用物的质量有效期。

3. 将用物推至床边，经医患双向核对后，协助患者取舒适体位。选择患者前臂条件好、容易固定的静脉。

4. 核对液体后，开始排气排液。肝素帽与头皮针连接时，要将头皮针针尖插入留置针肝素帽前端，进行垂直排气，待肝素帽内液体注满后再将头皮针全部刺入，回挂于输液架，准备无菌透明敷料。

5. 用含碘消毒剂，以穿刺点为中心，由内向外，呈螺旋式对皮肤进行3次消毒，消毒范围应大于固定敷料尺寸。

6. 将止血带扎于穿刺点上方10cm处。戴清洁手套。再次排气，双向核对，调松套管及针芯。

7. 穿刺时，将针头斜面向上，一手的拇指、示指夹住两翼，嘱患者握拳，以血管上方15°～30°角进针，见到回血后，压低穿刺角度，再往前进0.2cm，进针速度要慢。一手将软管全部送入，拔出针芯，要注意勿将已抽出的针芯再次插入套管内。

8. 穿刺后要及时松止血带、松拳、松调节器。

9. 以穿刺点为中心，采用无张力方法粘贴透明敷料，要保证穿刺点在敷料中央。脱手套，在粘贴条上注明穿刺的时间和患者姓名，然后覆盖白色隔离塞，用输液贴以U形方法固定延长管。

10. 调节滴速，填写输液卡。核对并告知患者注意事项。

二、外周静脉留置针封管

1. 按六步法洗手、戴口罩。

2. 准备治疗盘，无菌盘内备有3～4mL肝素稀释液、无菌透明敷料（贴膜）、棉签、含碘消毒液、弯盘。

3. 显露穿刺部位，关闭调节器。

4. 分离头皮针与输液导管后，用肝素稀释液以脉冲式方法冲管，当液体剩至 1mL 时，快速注入，夹闭留置针，拔出针头。用输液贴以 U 形方法固定延长管。

5. 整理床单位，取下输液软袋及导管按要求进行处理。

三、外周静脉留置针置管后再次输液

1. 经双人核对医嘱后，按照六步法洗手，戴口罩。准备用物，包括 75% 酒精、小纱布、输液贴、头皮针、输入液体、弯盘。

2. 查对床号、姓名，对患者说明操作目的，观察穿刺局部，查对液体与治疗单，排气、排液。

3. 揭开无菌透明敷料、反垫于肝素帽下，用 75% 酒精棉球（棉片）摩擦消毒接口持续 10 秒（来回摩擦 10 遍）。

4. 再次排气排液后，将头皮针插入肝素帽内，打开留置针及输液调节器，用无菌透明敷料固定肝素帽、头皮针导管。

5. 调节滴速，填写输液卡。整理好患者衣被，整理用物并做好观察记录。

四、外周静脉留置针拔管

1. 按六步法洗手后，准备治疗盘，内装：棉签、无菌透明敷料、含碘消毒液、弯盘。

2. 显露穿刺部位，去除固定肝素帽的无菌透明敷料，轻轻地将透明敷料边缘搓起，以零角度揭开敷料，用含碘消毒液消毒穿刺点 2 遍。

3. 用干棉签按压局部，拔出留置针，无渗血后用输液贴覆盖穿刺点。

4. 整理床单位并做好拔管记录。

第四节　中心静脉通路的建立与维护

一、中心静脉穿刺置管术

中心静脉置管术是监测中心静脉压（CVP）及建立有效输液给药途径的方法，主要是经颈内静脉或锁骨下静脉穿刺，将静脉导管插到上腔静脉，用于危重患者、休克患者、大手术患者，静脉内营养、周围静脉穿刺困难、需要长期输液及使需经静脉输入高渗溶液或强酸强碱类药物者。局部皮肤破损、感染，有出血倾向者不可使用中心静脉置管术。

（一）锁骨下静脉穿刺

锁骨下静脉是腋静脉的延续，起于第一肋骨的外侧缘，成年人长3～4cm。

1. 选择穿刺点

一般分为锁骨上路、锁骨下路，后者临床常用。

2. 穿刺部位

穿刺部位为锁骨下方胸壁，该处较为平坦，可进行满意的消毒准备，穿刺导管易于固定，敷料不易跨越关节，易于清洁和更换，不影响患者颈部和上肢的活动，利于置管后护理。

3. 置管操作步骤（以右侧锁骨下路穿刺点为例）

（1）穿刺点为锁骨与第一肋骨相交处，即锁骨中 1/3 段与外 1/3 交界处，锁骨下缘 1～2cm 处，也可在锁骨中点附近进行穿刺。

（2）体位：平卧位，去枕、头后仰，头转向穿刺侧对侧，必要时肩后垫高，头低位 15°～30°，以提高静脉压使静脉充盈。

（3）严格遵循无菌操作原则，局部皮肤常规消毒后铺无菌巾。

（4）局部麻醉后用注射器细针做试探性穿刺，使针头与皮肤呈 30°～45°角向内向上穿刺，针头保持朝向胸骨上窝的方向，紧靠锁骨内下缘徐徐推进，可避免穿破胸膜及肺组织，边进针边抽动针筒使管内形成负压，一般进针 4cm 可抽到回血。若进针 4～5cm 仍见不到回血，不要再向前推进以免误伤锁骨下动脉，应慢慢向后退针，并边退边抽回血，若在撤针过程中仍无回血，可将针尖撤至皮下后改变进针方向，使针尖指向甲状软骨，以同样的方法徐徐进针。

（5）试穿确定锁骨下静脉的位置后，即可换用导针穿刺置管，导针穿刺方向与试探性穿刺方向相同，一旦到达锁骨下静脉位置，即可抽得大量回血，此时再轻轻推进 0.1～0.2cm，使导针的整个斜面在静脉腔内，并保持斜面向下，以利导管或导丝推进。

（6）让患者吸气后屏气，取下注射器，以一只手固定导针并以手指轻抵针尾插孔，以免发生气栓或失血，将导管或导丝自导针尾部插孔缓缓送入，使管腔达上腔静脉，退出导针。如用导丝，则将导管引入中心静脉后再退出导丝。

（7）抽吸与导管相连接的注射器，如回血通畅说明管端位于静脉内。

（8）取下输液器，将导管与输液器连接，先滴入少量等渗液体。

（9）妥善固定导管，用无菌透明敷料覆盖穿刺部位。

（10）导管放置后需常规行 X 线检查，以确定导管的位置。插管深度，左侧不宜超过 15cm，右侧不宜超过 12cm，以能进入上腔静脉为宜。

（二）颈内静脉穿刺

颈内静脉起源于颅底，上部位于胸锁乳突肌的前缘内侧；中部位于胸锁乳突肌锁骨头前缘的下面和颈总动脉的后外侧；下行至胸锁关节处与锁骨下静脉汇合成无名静脉，继续下行与对侧的无名静脉汇合成上腔静脉进入右心房。

1. 选择穿刺点

颈内静脉穿刺的进针点和方向，根据颈内静脉与胸锁乳突肌的关系，分为前路、中路、后路三种。

2. 置管操作步骤（以右侧颈内中路穿刺点为例）

（1）确定穿刺点：锁骨与胸锁乳突肌的锁骨头和胸骨头所形成的三角区的顶点，颈内静脉正好位于此三角区的中心位置，该点距锁骨上缘3～5cm。

（2）体位：患者平卧，去枕，头后仰，头转向穿刺侧对侧，必要时肩后垫一薄枕，头低位15°～30°，使颈部充分外展。

（3）严格遵循无菌操作原则，局部皮肤常规消毒后铺无菌巾。

（4）局部麻醉后用注射器细针做试探性穿刺，使针头与皮肤呈30°角，与中线平行直接指向足端。进针深度一般为3.5～4.5cm，以进针深度不超过锁骨为宜。边进针边抽回血，抽到静脉血即表示针尖位于颈内静脉。如穿入较深，针已对穿颈静脉，则可慢慢退针，边退针边回抽，抽到静脉血后，减少穿刺针与额平面的角度（约30°）。

（5）确定颈内静脉的位置后，即可换用导针穿刺置管，导针穿刺方向与试探性穿刺方向相同。当导针针尖到达颈静脉时旋转取下注射器，从穿刺针内插入引导钢丝，插入时不能遇到阻力。有阻力时应调整穿刺位置，包括角度、斜面方向和深浅等。插入导丝后退出穿刺针，压迫穿刺点，同时擦净钢丝上的血迹。需要静脉扩张器的导管，可插入静脉扩张器扩张皮下或静脉。将导管套在引导钢丝外面，导管尖端接近穿刺点，引导钢丝必须伸出导管尾端，用手抓住，右手将导管与钢丝一起部分插入，待导管进入颈静脉后，边退钢丝、边插导管。一般成年人从穿刺点到上腔静脉右心房开口处约10cm，退出钢丝。

（6）抽吸与导管相连接的注射器，如回血通畅说明管端位于静脉内。

（7）用生理盐水冲洗导管后即可接上输液器或CVP测压装置进行输液或测压。

（8）妥善固定导管，用无菌透明敷料（贴膜）覆盖穿刺部位。

二、外周静脉置入中心静脉导管

外周静脉置入中心静脉导管，是指经外周静脉穿刺置入的中心静脉导管，其导管尖端的最佳位置在上腔静脉的下 1/3 处，临床上常用于 7 天以上的中期和长期静脉输液治疗，或需要静脉输注高渗性、有刺激性药物的患者，导管留置时间可长达 1 年。

（一）置管操作步骤

1. 操作前，要先经双人核对医嘱，再对患者进行穿刺前的解释工作，得到患者的理解配合。

2. 对患者的穿刺部位静脉和全身情况进行评估。血管选择的标准：在患者肘关节处，取粗而直、静脉瓣少的贵要静脉、正中静脉或头静脉，要注意避开有皮肤红肿、硬结、皮疹和感染的部位。当血管选择好以后，要再次向患者告知穿刺时可能发生的情况，以及穿刺配合事项，经患者同意，签署知情同意书。

3. 操作前，要按照六步法洗手，戴口罩。准备用物，具体包括：装有 75% 酒精、含碘消毒液、生理盐水 100mL、利多卡因 1 支的治疗盘；三向瓣膜 PICC 穿刺导管套件 1 个，PICC 穿刺包（穿刺包内装有测量尺、无菌衣、无粉手套 2 副、棉球 6 个、镊子 2～3 把、止血带、大单 1 条、治疗巾 2 块、洞巾 1 块、20mL 空针 2 副、5mL 空针 1 副、1mL 空针 1 副、大纱布 3 块、小纱布 2 块。剪刀、10cm×12cm 无菌透明敷料 1 张），免洗手消毒液。

4. 查对患者床号与姓名，嘱患者身体移向对侧床边，打开 PICC 穿刺包，手臂外展与身体呈 90° 角，拉开患者袖管，测量置管的长度与臂围。具体测量方法：从穿刺点沿静脉走行，到右胸锁关节，再向下至第 3 肋间，为置入导管的长度；接着，在肘横纹上 10cm 处，绕上臂一圈，测出臂围，做好测量的记录。

5. 戴无菌手套，取出无菌巾垫于穿刺手臂下方，助手协助倒消毒液，消毒皮肤。具体方法：先用酒精棉球以穿刺点为中心进行螺旋式摩擦消毒，直径大于 10cm，当去除皮肤油脂后，再用碘剂以同样的方法顺时针方向与逆时针方向分别交叉，重复两次进行消毒。建立无菌屏障。铺治疗巾，将止血带放于手臂下方，为扩大无菌区域，还应铺垫大单，铺洞巾。

6. 穿无菌衣、更换无粉手套，先抽取 20mL 生理盐水 2 次，最后用 1mL 注射器抽取利多卡因 0.5mL。打开 PICC 穿刺导管套件。用生理盐水预冲导管，用拇指和示指轻轻揉搓瓣膜，以确定导管的完整性；再分别预冲连接器、减压套筒、肝素帽和导管外部；最后，将导管浸入生理盐水中充分润滑导管，以减少对血管的刺激。打开穿刺针，去除活塞，将穿刺针连接 5mL 注射器。

7. 扎止血带，并嘱患者握拳，在穿刺点下方，皮下注射利多卡因呈皮球状，进行局部麻醉。静脉穿刺时，一手固定皮肤，另一手持针进行穿刺，进针角度为 15°～30°。见到回血后，保持穿刺针与血管的平行，继续向前推进 1～2mm，然后，保持针芯位置，将插管鞘单独向前推进，要注意避免推进钢针，以免造成血管壁的穿透。

8. 松开止血带，嘱患者松拳，以左手拇指与示指固定插管鞘，中指压住插管鞘末端处血管，防止出血，接着，从插管鞘内撤出穿刺针。一手固定插管鞘，另一手将导管自插管鞘内缓慢、匀速地推进。当插入 20cm 左右时，嘱患者头侧向穿刺方，转头并低头，以确保穿刺导管通畅。在送管过程中，左手的中指要轻压血管末端，以防出血。当导管置入预定的长度时，在插管鞘远端，用纱布加压止血并固定导管。将插管鞘从血管内撤出，连接注射器抽回血，冲洗导管。双手分离导管与导丝衔接处，一手按压穿刺点并固定导管，另一手将导丝以每次 3～5cm 的均匀速度轻轻抽出，然后撤出插管鞘。当确认预定的置入长度后，在体外预留 5～6cm，以便于安装连接器。

9. 修剪导管长度，安装连接器。先将减压套筒套到导管上，将导管连接到连接器翼形部分的金属柄上，使导管完全平整的套住金属柄；再将翼形部分的倒钩和减压套筒上的沟槽对齐锁定；最后，轻轻牵拉导管以确保连接器和导管完全锁定。用生理盐水，以脉冲式方法进行冲管，当推至液体剩 1mL 时，迅速推入生理盐水，连接肝素帽。

10．固定导管。将距离穿刺点 0.5 ～ 1cm 处的导管安装在固定翼的槽沟内。在穿刺点上方，放置一块小纱布吸收渗血，使导管呈弧形，用胶带固定接头，撤出洞巾，再用无菌透明敷料固定导管，要注意无菌透明敷料下缘与胶带下缘平齐。用第 2 条胶带，以蝶形交叉固定于贴膜上；用第 3 条胶带，压在第 2 条胶带上，将签有穿刺时间与患者姓名的胶带固定于第 3 条胶带上。用小纱布或输液贴包裹导管末端，将其固定在皮肤上。为保护导管以防渗血，可用弹力管状绷带加压包扎穿刺处。

11．向患者交代注意事项。整理用物并洗手。拍摄胸部 X 线片，以确定导管末端的位置（应在上腔静脉下 1/3 处）。

12．最后在病历上填写置管情况并签名。

（二）PICC 置管后输液

1．输液前，要先由双人核对医嘱和治疗单，按照六步洗手法洗手，戴口罩。准备治疗盘，盘内装：酒精棉片、无菌贴膜、已经连有头皮针的含 20mL 生理盐水的注射器、预输入的液体、弯盘、治疗单，以及免洗手消毒液。

2．进入病房先查对患者床号、姓名，并与患者说明操作的目的，观察穿刺部位，必要时测量臂围。

3．查对液体与治疗单，常规排气、排液。揭开输液无菌透明敷料反垫于肝素帽下。用 75% 酒精棉球擦拭消毒接口约 10 秒钟，再接入头皮针，抽回血，确定导管在血管腔内后，以脉冲式方法冲洗导管，当所剩液体推至剩余 1mL 时，快速推入。

4．分离注射器，连接输液导管，松调节器。最后，用无菌透明敷料固定肝素帽和头皮针，头皮针完毕后，整理患者衣被，调节滴数，交代注意事项并做好记录。

（三）PICC 冲洗与正压封管

为了预防导管堵塞，保持长期使用，给药前后、使用血液制品后、静脉采血后应冲管。休疗期应每周冲洗 1 次并正压封管。具体步骤如下：

1. 用六步法洗手，戴口罩。

2. 准备治疗盘，内装贴膜、含 10 ～ 20mL 生理盐水注射器 1 副、弯盘。

3. 查对患者床号、姓名，观察穿刺部位，关闭输液调节器。

4. 揭开输液无菌透明敷料反垫于肝素帽下，分离输液导管与头皮针，接 10 ～ 20mL 生理盐水注射器，以脉冲式方法冲洗导管。药液推至最后 1mL 时，进行正压封管。具体方法是：将头皮针尖斜面退至肝素帽末端，待生理盐水全部推入后，拔出头皮针，用无菌透明敷料固定肝素帽。

5. 整理患者衣被，做好观察并记录。

（四）PICC 维护操作

为保证外周中心静脉导管的正常使用，应保证每天对患者进行消毒维护。具体步骤如下：

1. 按六步洗手法洗手，戴口罩。

2. 准备治疗盘，内装石油烷、免洗手消毒液、棉签、皮尺、胶布、肝素帽、连接预冲注射器的头皮针、弯盘、PICC 维护包（包内装有无菌手套 2 副、75% 酒精、碘伏棉棒 3 根、酒精棉片 3 块、小纱布 1 块、10cm×12cm 高潮气通透率贴膜 1 张、胶带 4 条）。

3. 查对患者床号和姓名，向患者说明导管维护的目的。观察穿刺部位情况，必要时测量臂围。

4. 揭敷料时，要注意由下往上揭，以防带出导管，同时，还要避免直接接触导管。消毒双手，用石油烷擦除胶布痕迹。

5. 戴无菌手套，用消毒棉片消毒固定 10 秒。用 75% 酒精棉棒，去除穿刺点直径约 1cm 以外的胶胨，再用碘伏棉棒以穿刺点为中心进行皮肤消毒 3 次，消毒范围应大于无菌透明敷料的范围，包括消毒导管。预冲肝素帽，去除原有肝素帽，用 75% 酒精棉片擦拭导管末端。

6. 将注满生理盐水的肝素帽与导管连接，用生理盐水以脉冲式方法进行冲管，当冲至液体剩 1mL 时，将头皮针拔出，使针尖位于肝素帽内，快速推入，然后拔出头皮针。

7. 更换无菌手套，安装固定翼，随后，将导管呈弧形进行胶带固定接头。用透明敷料固定导管，固定时，要保证贴膜下缘与胶带下缘平齐，第 2 条胶带以蝶形交叉固定于无菌透明敷料上，第 3 条胶带压在第 2 条胶带上，在第 4 条胶带上签上姓名与时间后将其固定于第 3 条胶带上。用无菌小纱布包裹导管末端，将其用胶带固定于皮肤，做好维护记录。

三、植入式输液港的建立与维护

（一）操作前准备

1. 置管部位的选择

置管部位的选择要综合比较发生机械性并发症、导管相关性血流感染的可能性。置管部位会影响发生继发导管相关性血流感染和静脉炎的危险度。置管部位皮肤菌群的密度是造成导管相关血流感染的一个主要危险因素。由经过培训的医生根据不同的治疗方式和患者体型来选输液港植入的途径：大静脉植入、大动脉植入、腹腔内植入，输液座放于皮下。输液港导管常用的植入部位主要为颈内静脉与锁骨下静脉。非随机实验证实了颈内静脉置管发生相关性感染的危险率高。研究分析显示，床旁超声定位的锁骨下静脉置管与其他部位置管相比，可以显著降低机械性并发症。对于成年患者，锁骨下静脉对控制感染来说是首选部位。当然，在选择部位时也应该考虑一些其他因素。目前临床应用较多的是锁骨下静脉，实际植入的位置要根据患者的个体差异决定。植入位置解剖结构应该能保证注射座稳定，不会受到患者活动的影响，不会产生局部压力升高。注射座隔膜上方的皮下组织的适宜厚度为 0.5 ~ 2cm。

2. 经皮穿刺导管植入点的选择

自锁骨中外 1/3 处进入锁骨下静脉，然后进入胸腔内血管。

（二）输液港的选择

输液管由医生根据不同的治疗方式和患者体型做出选择。标准型及急救凹形输液港适用于不同体型的成年人及儿童患者。双腔输液港适用于同时输入不兼容的药物的患者。术中连接式导管可于植入时根据需要决定静脉导管长度。

输液港的种类：①单腔末端开口式导管输液港或单腔三向瓣膜式导管输液港。②小型单腔末端开口式导管输液港或小型单腔式三向瓣膜式导管输液港。③双腔末端开口式导管输液港或双腔三向瓣膜式导管输液港。

输液港附件——无损伤针的选择：①蝶翼针输液套件适用于连续静脉输注。②直形及弯形无损伤针适用于一次性静脉输注。

（三）穿刺输液操作步骤

1. 向患者说明操作过程并做好解释工作。

2. 观察穿刺点和局部皮肤有无红、肿、热、痛等炎性反应，若有应随时更换敷料或暂停使用。

3. 消毒剂及消毒方法：先用酒精棉球清洁脱脂，以输液港为圆心，向外螺旋式涂擦，其半径为 10～12cm，再用碘伏棉球消毒 3 遍。

4. 穿刺输液港。触诊定位穿刺隔，一手找到输液港注射座的位置，拇指与示指、中指呈三角形，将输液港拱起；另一手持无损伤针自三指中心处垂直刺入穿刺隔，直达储液槽基座底部。穿刺时动作要轻柔，感觉有阻力时不可强行进针，以免针尖与注射座底部推磨，形成倒钩。

5. 穿刺成功后，应妥善固定穿刺针，不可任意摆动，防止穿刺针从穿刺隔中脱落。回抽血液判断针头位置无误后即可开始输液。

6. 固定要点。用无菌纱布垫在无损伤针针尾下方，可根据实际情况确定纱布垫的厚度，用无菌透明敷料固定无损伤针，防止发生脱落。注明更换无菌透明敷料的日期和时间。

7. 输液过程中如发现药物外渗，应立即停止输液，并即刻给予相应的医疗处理。

8. 退针。为防止少量血液反流回导管尖端而发生导管堵塞，撤针应轻柔，当注射液剩下最后 0.5mL 时，为维持系统内的正压，以两指固定泵体，边推注边撤出无损伤针，做到正压封管。

9. 采血标本时，用 10mL 以上注射器以无菌生理盐水冲洗，初始至少抽 5mL 血液并弃置，儿童减半，再更换注射器抽出所需的血液量。

10. 连接输液泵，设定压力超过 25psi（磅／平方英寸）时自动关闭。

11. 在低于插针水平位置换肝素帽。

12. 封管。以加压的形式从圆形注射港的各角度边推注药液边拔针，直至拔出直角弯针针头，暂停输注，每月用肝素盐水封管 1 次即可。

（四）维护时间及注意事项

1. 维护时间

（1）连续性输液，每 8 小时冲洗 1 次。

（2）治疗间歇期，正常情况下每 4 周维护 1 次。

（3）动脉植入、腹腔植入时，每周维护 1 次。

2. 注意事项

（1）冲、封导管和静脉注射给药时必须使用 10mL 以上的注射器，防止小注射器的压强过大，损伤导管、瓣膜或导管与注射座连接处。

（2）给药后必须以脉冲方式冲管，防止药液残留于注射座。

（3）必须正压封管，防止血液反流进入注射座。

（4）不能用于高压注射泵推注造影剂。

第二章　呼吸内科疾病护理

第一节　急性呼吸道感染

一、急性上呼吸道感染

急性上呼吸道感染为外鼻孔至环状软骨下缘包括鼻腔、咽或喉部急性炎症的统称。其特点是起病急、病情轻、病程短、可自愈，预后好，但发病率高，并具有一定的传染性。本病是呼吸道最常见的一种感染性疾病，发病不分年龄、性别、职业和地区，免疫功能低下者易感。全年皆可发病，以冬春季节多见，多为散发，但在气候突变时可小规模流行。

（一）病因与发病机制

1. 病因

常见病因为病毒，少数由细菌引起，可单纯发生或继发于病毒感染之后发生。人体对病毒感染后产生的免疫力较弱、短暂，病毒间也无交叉免疫，故可反复发病。病毒包括鼻病毒、冠状病毒、腺病毒、流感和副流感病毒，以及呼吸道合胞病毒、埃可病毒和柯萨奇病毒等。细菌多以口腔定植菌溶血性链球菌，其次为流感嗜血杆菌、肺炎链球菌和葡萄球菌等，偶见革兰阴性杆菌。

2. 发病机制

正常情况下健康人的鼻咽部有病毒、细菌存在，一般不会发病。接触病原体后是否发病，取决于传播途径和人群易感性。淋雨、受凉、气候突变、过度劳累等可降低呼吸道局部防御功能，使原存的病毒或细菌迅速繁殖，引起发病。老幼体弱、免疫功能低下或有慢性呼吸道疾病（如鼻窦炎、扁桃体炎）者更易发病。病原体主要通过飞沫传播，患者也可由于接触污染的手和用具而被传染。

（二）临床表现

1. 临床类型

（1）普通感冒

普通感冒，俗称"伤风"，又称急性鼻炎或上呼吸道感染。冠状病毒和鼻病毒为主要致病病毒。起病较急，主要表现为鼻部症状，如打喷嚏、鼻塞、流清水样鼻涕，早期有咽部干痒或烧灼感。2～3天后鼻涕变稠，可伴有咽痛、流泪、味觉迟钝、呼吸不畅、声嘶、咳嗽等，有时由于咽鼓管炎而致听力减退。严重者有发热、轻度畏寒和头痛等。体检可见鼻腔黏膜充血、水肿、有分泌物，咽部可轻度充血。若无并发症，一般经5～7天痊愈。

（2）急性病毒性咽炎和喉炎

急性病毒性咽炎常由鼻病毒、腺病毒、流感病毒、副流感病毒，以及肠病毒、呼吸道合胞病毒等引起。临床表现为咽痒和灼热感，咽痛不明显，但合并链球菌感染时常有咽痛。体检可见咽部明显充血、水肿。急性喉炎多为流感病毒、副流感病毒及腺病毒等引起，临床表现为明显声嘶、讲话困难、可有发热、咽痛或咳嗽，咳嗽时咽喉疼痛加重。体检可见喉部充血、水肿，颌下淋巴结轻度肿大和触痛，有时可闻及喉部的喘息声。

（3）急性疱疹性咽峡炎

多由柯萨奇病毒 A 引起，表现为明显咽痛、发热，病程约为一周。查体可见咽部充血，软腭、腭垂、咽及扁桃体表面有灰白色疱疹及浅表溃疡，周围伴红晕。多发于夏季，儿童多见，成人偶见。

（4）急性咽结膜炎

主要由腺病毒、柯萨奇病毒等引起。表现为发热、咽痛、畏光、流泪、咽及结膜明显充血。病程 4～6 天，多发于夏季，由游泳传播，儿童多见。

（5）急性咽扁桃体炎

病原体多为溶血性链球菌，其次为流感嗜血杆菌、肺炎链球菌、葡萄球菌等。起病急，以咽、扁桃体炎症为主，咽痛明显、伴发热、畏寒，体温可达 39℃ 以上。查体可发现咽部明显充血，扁桃体肿大、充血，表面有黄色脓性分泌物。有时伴有颌下淋巴结肿大、压痛，而肺部查体无异常体征。

2. 并发症

本病一般预后良好，病程常在 1 周左右。少数患者可并发急性鼻窦炎、中耳炎、气管支气管炎。以咽炎为表现的上呼吸道感染，部分患者可继发溶血性链球菌引起的风湿热、肾小球肾炎等，少数患者可并发病毒性心肌炎。

（三）辅助检查

1. 血液检查

病毒感染者白细胞计数常正常或偏低，伴淋巴细胞比例升高。细菌感染者可有白细胞计数与中性粒细胞增多和核左移现象。

2. 病原学检查

因病毒类型繁多，所以一般无须进行此检查。需要时可用免疫荧光法、酶联免疫吸附法、血清学诊断或病毒分离鉴定等方法确定病毒的类型。细菌培养可判断细菌类型并做药物敏感试验以指导临床用药。

（四）诊断

根据鼻咽部的症状和体征，结合周围血象和阴性的胸部 X 线检查可做出临床诊断。一般无须病因诊断，特殊情况下可进行细菌培养和病毒分离，或病毒血清学检查等确定病原体。但须与初期表现为感冒样症状的其他疾病相区别，如过敏性鼻炎、流行性感冒、急性气管支气管炎、急性传染病前驱症状等。

（五）治疗方法

治疗原则以对症治疗为主，目的是减轻症状、缩短病程和预防并发症。

1. 对症治疗

病情较重者、发热者或年老体弱者应卧床休息，忌烟，多饮水，室内保持空气流通。如有发热、头痛，可选用解热镇痛药口服，如复方阿司匹林、索米痛片等。如有咽痛可用消炎喉片含服，或局部雾化治疗；鼻塞、流鼻涕可用 1% 麻黄素滴鼻。

2. 抗菌药物治疗

一般不需用抗生素，如有白细胞升高、咽部脓苔、咯黄痰和流鼻涕等细菌感染证据，可根据当地流行病学史和经验用药，可选口服青霉素、第一代头孢菌素、大环内酯类或喹诺酮类。

3. 抗病毒药物治疗

如无发热，免疫功能正常，发病超过 2 天一般无须应用抗病毒药物。对于免疫缺陷患者，早期常规使用广谱的抗病毒药，如利巴韦林和奥司他韦，可缩短病程。具有清热解毒和抗病毒作用的中药亦可选用，有助于缓解症状，缩短病程，如板蓝根冲剂、银翘解毒片等。

（六）护理措施

1. 生活护理

症状轻者可适当休息，避免过度疲劳；高热患者或年老体弱者应卧床休息。保持室内空气流通，温湿度适宜，定时消毒，进行呼吸道隔离，患者咳嗽或打喷嚏时应避免对着他人，防止交叉感染。应食用高热量、高维生素的流质或半流质食物。鼓励患者多饮水及漱口，保持口腔湿润和舒适。患者使用过的餐具、毛巾等可进行煮沸消毒。

2. 对症护理

高热者遵医嘱物理降温，如头部冷敷、冰袋置于大血管部位、温水或酒精擦浴、4℃冷盐水灌肠等。注意30分钟后测量体温并记录。必要时遵医嘱进行药物降温。咽痛者可用淡盐水漱咽部或含服消炎喉片，声嘶者可行雾化治疗。

3. 病情观察

注意观察生命体征，尤其是体温变化及咽痛、咳嗽等症状的变化。警惕并发症。例如，中耳炎患者可有耳痛、耳鸣、听力减退、外耳道流脓；并发鼻窦炎者会出现发热、头痛加重、伴脓涕，鼻窦有压痛。

4. 用药护理

遵医嘱用药，注意观察药物不良反应。

5. 健康教育

积极体育锻炼，增强机体免疫力。生活饮食规律、加强营养。避免受凉、淋雨、过度疲劳等诱发因素，流行季节避免出入公共场所。居住、工作环境注意通风换气。年老体弱、易感者应注意防护，上呼吸道感染流行时应戴口罩。

二、急性气管支气管炎

急性气管支气管炎是由生物、物理、化学刺激或过敏等因素引起的气管、支气管黏膜的急性炎症。临床症状主要为咳嗽和咳痰。常发生于寒冷季节或气候突变时，也可继发于上呼吸道感染，或为一些急性呼吸道传染病（麻疹、百日咳等）的一种临床表现。

（一）病因与发病机制

感染是最主要的病因，过度劳累、受凉是常见诱因。

1. 感染

病毒或细菌感染是本病最常见的病因。常见的病毒有呼吸道合胞病毒、副流感病毒、腺病毒等。细菌以肺炎球菌、流感嗜血杆菌、链球菌和葡萄球菌较常见。

2. 理化因素

冷空气、粉尘、刺激性气体或烟雾对气管、支气管黏膜的急性刺激。

3. 过敏反应

吸入花粉、有机粉尘、真菌孢子、动物毛皮及排泄物等，钩虫、蛔虫的幼虫在肺移行，或对细菌蛋白质过敏均可引起本病。

（二）临床表现

1. 症状

起病较急，通常全身症状较轻，可有发热，体温多于 3～5 天内恢复正常。大多患者先有上呼吸道感染症状，以咳嗽为主，初为干咳，以后有痰、黏液或黏液脓性痰，偶伴血痰。气管受累时在深呼吸和咳嗽时感胸骨后疼痛；伴支气管痉挛，可有气急和喘鸣。咳嗽、咳痰可延续 2～3 周才消失，如迁延不愈，可演变成慢性支气管炎。

2. 体征

体检时肺部呼吸音粗，可闻及不固定的散在干、湿啰音，咳嗽后可减少或消失。

（三）辅助检查

病毒感染者白细胞总数正常或偏低，细菌感染者可有白细胞总数和中性粒细胞增高。胸部 X 线检查多无异常改变或仅有肺纹理增粗。痰涂片或培养可发现致病菌。

（四）诊断

1. 肺部可闻及散在干、湿性啰音，咳嗽后可减轻。

2. 胸部 X 线检查无异常改变或仅有肺纹理增粗。

3. 排除流行性感冒及某些传染病早期呼吸道症状，即可做出临床诊断。

4. 痰涂片或培养有助于病因诊断。

（五）治疗方法

1. 病因治疗

有细菌感染证据时应及时应用抗生素，可首选青霉素、大环内酯类，亦可选用头孢菌素类或喹诺酮类等药物，或根据细菌培养和药敏实验结果选择药物。多数患者口服抗菌药物即可，症状较重者可肌内注射或静脉滴注给药。

2. 对症治疗

咳嗽剧烈、无痰或少痰可用右美沙芬、喷托维林镇咳。咳嗽痰黏而不易咳出，可口服祛痰剂，如复方甘草合剂、盐酸氨溴索或溴己新等，也可行超声雾化吸入。支气管痉挛时可用平喘药，如茶碱类药物等。

（六）护理措施

1. 保持呼吸道通畅

（1）保持室内空气清新、温湿度适宜，减少对支气管黏膜的刺激，以利于排痰。

（2）嘱患者注意休息，经常变换体位；指导并鼓励患者有效咳嗽，必要时行超声雾化吸入，以湿化呼吸道，利于排痰，促进炎症消散。

（3）遵医嘱使用抗生素、止咳祛痰剂、平喘剂，密切观察用药后的反应。

（4）对于哮喘性支气管炎患者，注意观察其有无缺氧症状，必要时给予吸氧。

2. 发热的护理

（1）密切观察体温变化，体温超过39℃时应采取物理降温或遵医嘱给予药物降温。

（2）保证充足的水分及营养的供给。多饮水，食用营养丰富、易于消化的食物。保持口腔清洁。

3. 健康教育

（1）增强体质，避免劳累，防治感冒。

（2）改善生活卫生环境，防止有害气体污染，避免烟雾刺激。

（3）清除鼻、咽、喉等部位的病灶。

第二节 慢性阻塞性肺疾病

慢性阻塞性肺疾病（COPD）是一组以气流受限为特征的肺部疾病，气流受限不完全可逆，呈进行性发展。COPD 是一种慢性气道阻塞性疾病的统称，主要指具有不可逆性气道阻塞的慢性支气管炎和肺气肿。患者在急性发作期过后，临床症状虽有所缓解，但其肺功能仍在继续恶化，并且由于自身免疫功能的降低以及外界各种有害因素的影响，经常反复发作，而逐渐产生各种心肺并发症。

COPD 是呼吸系统疾病中的常见病和多发病，患病率和病死率均居高不下。因肺功能进行性减退，严重影响患者的劳动力和生活质量，给家庭和社会造成巨大的负担。

一、病因与发病机制

本病确切的病因尚不清楚，但一般认为与肺部对有害气体或有害颗粒的异常炎症反应有关。这些反应存在个体易感因素和环境因素的互相作用。

（一）吸烟

吸烟为重要的发病因素，吸烟者患慢性支气管炎的概率比不吸烟者高 2～8 倍，烟龄越长，吸烟量越大，COPD 患病率越高。烟草中含焦油、尼古丁和氢氰酸等化学物质，可损伤气道上皮细胞和纤毛运动，促使支气管黏液腺和杯状细胞增生肥大，黏液分泌增多，气道净化能力下降；还可使氧自由基产生增多，诱导中性粒细胞释放蛋白酶，破坏肺弹力纤维，诱发肺气肿。

（二）职业粉尘和化学物质

接触职业粉尘及化学物质，如烟雾、变应原、工业废气及室内空气污染等，浓度过高或时间过长的人，均可能患与吸烟者类似的 COPD。

（三）空气污染

大气中的有害气体，如二氧化硫、二氧化氮、氯气等，可损伤气道黏膜上皮，使纤毛清除功能下降，黏液分泌增加，为细菌感染创造条件。

（四）感染

感染亦是 COPD 发生发展的重要因素之一。病毒感染以流感病毒、鼻病毒、腺病毒和呼吸道合胞病毒为常见。细菌感染常继发于病毒感染，常见病原体为肺炎链球菌、流感嗜血杆菌、卡他莫拉菌和葡萄球菌等。这些感染可造成气管、支气管黏膜的损伤和慢性炎症。

（五）蛋白酶与抗蛋白酶失衡

蛋白水解酶对组织有损伤、破坏作用；抗蛋白酶对弹性蛋白酶等多种蛋白酶具有抑制功能，其中 α1-抗胰蛋白酶是活性最强的一种。蛋白酶增多或抗蛋白酶不足均可导致组织结构破坏并产生肺气肿。吸入有害气体、有害物质可以导致蛋白酶增多或活性增强，而抗蛋白酶减少或灭活加快；同时氧化应激、吸烟等危险因素也可以降低抗蛋白酶的活性。先天性 α1-抗胰蛋白酶缺乏，多见北欧血统的个体，我国尚未见正式报道。

（六）氧化应激

有许多研究表明 COPD 患者的氧化应激增加。氧化物主要有超氧阴离子（具有很强的氧化性和还原性，过量生成可致组织损伤，在体内主要通过超氧歧化酶清除）、羟根（OH^-）、次氯酸（HCL^-）和一氧化氮（NO）等。氧化物可直接产生作用并破坏许多生化大分子，如蛋白质、脂质和核酸等，导致细胞功能障碍或细胞死亡；还可以破坏细胞外基质，引起蛋白酶与抗蛋白酶失衡；促进炎症反应，如激活转录因子，参与多种炎症因子的转录，如 IL-8、TNF-α、NO 诱导合成酶和环氧化物诱导酶等。

（七）炎症机制

气道、肺实质及肺血管的慢性炎症是 COPD 的特征性改变，中性粒细胞、巨噬细胞、T 淋巴细胞等炎症细胞均参与了 COPD 发病过程。中性粒细胞的活化和聚集是 COPD 炎症过程的一个重要环节，通过释放中性粒细胞弹性蛋白酶、中性粒细胞组织蛋白酶 G、中性粒细胞蛋白酶 3 和基质金属蛋白酶引起慢性黏液高分泌状态并破坏肺实质。

（八）其他

自主神经功能失调、营养不良、气温变化等都有可能参与 COPD 的发生、发展。

二、临床表现

（一）症状

起病缓慢、病程较长。主要症状如下：

1. 慢性咳嗽

咳嗽时间持续 3 周以上，随病程发展可终身不愈。常晨间咳嗽明显，夜间有阵咳或排痰。

2. 咳痰

一般为白色黏液或浆液性泡沫性痰，偶可带血丝，清晨排痰较多。急性发作期痰量增多，可有脓性痰。

3. 气短或呼吸困难

早期在劳动时出现，后逐渐加重，以致在日常活动甚至休息时也感到气短，是 COPD 的标志性症状。

4. 喘息和胸闷

部分患者特别是重度患者或急性加重时支气管痉挛而出现喘息。

5. 其他

晚期患者有体重下降，食欲减退等症状。

（二）体征

早期体征可无异常，随疾病进展会出现以下体征：

1. 视诊

胸廓前后径增大，肋间隙增宽，剑突下胸骨下角增宽，被称为桶状胸。部分患者呼吸变浅，频率增快，严重者可有缩唇呼吸等。

2. 触诊

双侧语颤减弱。

3. 叩诊

肺部过清音，心浊音界缩小，肺下界和肝浊音界下降。

4. 听诊

两肺呼吸音减弱，呼气延长，部分患者可闻及湿性啰音和（或）干性啰音。

（三）并发症

1. 慢性呼吸衰竭

常在 COPD 急性加重时发生，症状明显加重，发生低氧血症和（或）高碳酸血症，可具有缺氧和二氧化碳潴留的临床表现。

2. 自发性气胸

如有突然加重的呼吸困难，并伴有明显的发绀，患侧肺部叩诊为鼓音，听诊呼吸音减弱或消失，应考虑并发自发性气胸，通过 X 线检查可以确诊。

3. 慢性肺源性心脏病

由于 COPD 肺病变引起肺血管床减少及缺氧致肺动脉痉挛、血管重塑，导致肺动脉高压、右心室肥厚扩大，最终发生右心功能不全。

三、辅助检查

（一）肺功能检查

这是判断气流受限的主要客观指标，对 COPD 诊断、严重程度评价、疾病进展、预后及治疗反应等有重要意义。吸入支气管舒张药后第一秒用力呼气容积占用力肺活量的百分比（FEV_1/FVC）小于 70% 及 FEV_1 小于 80% 预计值者，可确定为不能完全可逆的气流受限。肺总量（TLC）、功能残气量（FRC）和残气量（RV）增高，肺活量（VC）减低，表明肺过度充气，有参考价值。由于 TLC 增加不及 RV 增高程度明显，故 RV/TLC 增高大于 40% 有临床意义。

（二）胸部影像学检查

X 线胸片改变对 COPD 诊断特异性不高，早期可无变化，以后可出现肺纹理增粗、紊乱等非特异性改变，也可出现肺气肿改变。高分辨胸部电子计算机断层扫描（CT）检查对于有疑问的患者的鉴别诊断有一定意义。

（三）血气检查

血气检查对确定发生低氧血症、高碳酸血症、酸碱平衡失调以及判断呼吸衰竭的类型有重要价值。

（四）其他

COPD 合并细菌感染时，外周血白细胞增高，核左移。痰培养可能查出病原菌，常见病原菌为肺炎链球菌、流感嗜血杆菌、卡他莫拉菌、肺炎克雷伯菌等。

四、诊断

（一）诊断依据

主要根据吸烟等高危因素史、临床症状、体征及肺功能检查等综合分析确定诊断。不完全可逆的气流受限是 COPD 诊断的必备条件。

（二）临床分级

根据 FEV_1/FVC、$FEV_1\%$ 预计值和症状可对 COPD 的严重程度做出分级（见表 2-1）。

表 2-1　COPD 的临床严重程度分级

分级	临床特征
I 级（轻度）	$FEV_1/FVC < 70\%$ $FEV_1 \geq 80\%$ 预计值 伴或不伴有慢性症状（咳嗽，咳痰） $FEV_1/FVC < 70\%$
II 级（中度）	$50\% \leq FEV_1 < 80\%$ 预计值 常伴有慢性症状（咳嗽，咳痰，活动后呼吸困难） $FEV_1/FVC < 70\%$
III 级（重度）	$30\% \leq FEV_1 < 50\%$ 预计值 多伴有慢性症状（咳嗽，咳痰，呼吸困难），反复出现急性加重 $FEV_1/FVC < 70\%$
IV 级（极重度）	$FEV_1 < 30\%$ 预计值或 $FEV_1 < 50\%$ 预计值 伴慢性呼吸衰竭，可合并肺心病及右心功能不全或衰竭

（三）COPD 病程分期

①急性加重期，指在 COPD 过程中，短期内咳嗽、咳痰、气短和（或）喘息加重，痰量增多，呈脓性或黏液脓性，可伴发热等症状。②稳定期，指患者咳嗽、咳痰、气短等症状稳定或症状较轻。

五、治疗方法

（一）稳定期治疗

1. 祛除病因

教育和劝导患者戒烟；因职业或环境粉尘、刺激性气体所致者，应脱离污染环境。接种流感疫苗和肺炎疫苗可预防流感和呼吸道细菌感染，避免它们引发病情加重。

2. 药物治疗

主要是支气管舒张药，如 β_2 肾上腺素受体激动剂、抗胆碱能药、茶碱类和祛痰药、糖皮质激素，以平喘、祛痰，改善呼吸困难症状，促进痰液排出为主。某些中药具有调理机体状况的作用，可予辨证施治。

3. 非药物治疗

（1）长期氧疗（LTOT）

长期氧疗对 COPD 合并慢性呼吸衰竭患者的血流动力学、呼吸生理、运动耐力和精神状态能产生有益影响，可改善患者生活质量，提高生存率。

氧疗指征（具有以下任何一项）：①静息时，$PaO_2 \leq 55mmHg$ 或 $SaO_2 < 88\%$，有或无高碳酸血症。② $56mmHg \leq PaO_2 < 60mmHg$，$SaO_2 < 89\%$ 伴下述之一：继发红细胞增多（血细胞比容 $> 55\%$）；肺动脉高压（平均肺动脉压 $\geq 25mmHg$）；右心功能不全导致水肿。

氧疗方法：一般采用鼻导管吸氧，氧流量为 $1.0 \sim 2.0L/min$，吸氧时间 > 15 小时/天，使患者在静息状态下，达到 $PaO_2 \geq 60mmHg$ 和

（或）使 SaO_2 升至 90% 以上。

（2）康复治疗

康复治疗适用于中度以上 COPD 患者。其中呼吸生理治疗包括正确咳嗽、排痰方法和缩唇呼吸等；肌肉训练包括全身性运动及呼吸肌锻炼，如步行、踏车、腹式呼吸锻炼等；科学的营养支持与加强健康教育亦为康复治疗的重要方面。

（二）急性加重期治疗

最多见的急性加重原因是细菌或病毒感染。根据患者病情严重程度决定门诊或住院治疗。治疗原则为抗感染、平喘、祛痰、低流量持续吸氧。

六、常见护理问题

1. 气体交换受损。与呼吸道阻塞、呼吸面积减少引起通气和换气功能受损有关。

2. 清理呼吸道无效。与呼吸道炎症、阻塞、痰液过多有关。

3. 营养失调，低于机体需要量。与长期咳痰、呼吸困难致食欲下降或感染机体代谢加快有关。

4. 焦虑。与日常活动时供氧不足、疲乏、经济支持不足有关。

5. 活动无耐力。与疲劳、呼吸困难有关。

七、护理措施

（一）气体交换受损

1. 休息与体位

保持病房内环境安静、舒适，温度为 20 ~ 22 ℃，湿度为 50% ~ 60%。卧床休息，协助患者生活需要以减少患者氧耗。对于明显呼吸困难者，摇高床头，协助其身体前倾位，以利于辅助呼吸肌参与呼吸。

2. 病情观察

监测患者的血压、呼吸、脉搏、意识状态、血氧饱和度；观察患者咳嗽、咳痰情况，痰液的量、颜色及形状，呼吸困难有无进行性加重等。

3. 有效氧疗

COPD 氧疗一般主张低流量低浓度持续吸氧。对患者进行正确的氧疗指导，避免出现氧浓度过高或过低而影响氧疗效果的情况。氧疗装置定期更换、清洁、消毒。急性加重期发生低氧血症者可鼻导管吸氧，或通过文丘里面罩吸氧。鼻导管给氧时，吸入的氧浓度与给氧流量有关，估算公式为：吸入氧浓度（%）= 21 + 4× 氧流量（L/min）。一般吸入氧浓度为 28% ～ 30%，应避免吸入氧浓度过高引起二氧化碳潴留。

4. 呼吸功能锻炼

在病情允许的情况下指导患者进行呼吸功能锻炼，以加强胸、膈呼吸肌的肌力和耐力，改善呼吸功能。

（1）缩唇呼吸

目的：增加气道阻力，防止细支气管由于失去放射牵引和胸内高压引起的塌陷，以利于肺泡通气。

方法：患者取端坐位，双手扶膝，舌尖放在下颌牙齿内底部，舌体略弓起靠近上颌硬腭、软腭交界处，以增加呼气时气流阻力，口唇缩成"吹口哨"的嘴形。吸气时闭嘴用鼻吸气，呼气时缩唇，慢慢轻轻呼出气体，吸气与呼气之比为 1 ∶ 2，慢慢呼气使其达到 1 ∶ 4。吸气时默数 1、2，呼气时默数 1、2、3、4。缩唇口型大小以能使距嘴唇 15 ～ 20cm 处蜡烛火焰随气流倾斜但不熄灭为度。呼气是腹式呼吸的组成部分，应配合腹式呼吸锻炼。每天 3 ～ 4 次，每次 15 ～ 30 分钟。

（2）腹式呼吸

目的：锻炼膈肌，增加肺活量，提高呼吸耐力。

方法：根据病情采取合适体位，初学者以半卧位为宜。

① 仰卧位的腹式呼吸。让患者髋关节、膝关节轻度屈曲，全身处于

舒适的体位。患者一手放在腹部上，另一手放在上胸部，此时治疗师的手与患者的手重叠放置，患者进行缩唇呼吸。让患者精神集中，在吸气和呼气时感觉手的变化，吸气时治疗师发出指令让患者放置于腹部的手轻轻上抬，治疗师在呼气的结束时，快速地徒手震动并对横膈膜进行伸张，以促进呼吸肌的收缩。此训练是呼吸系统物理治疗的基础，要对患者进行充分的指导，训练的时间为每次 5～10 分钟，训练的效果随次数增加而显现。训练时注意以下几点：一是把握患者的呼吸节律。顺应患者的呼吸节律进行呼吸指导可避免患者呼吸困难程度加重。二是开始时不要进行深呼吸。腹式呼吸不是腹式深呼吸，在开始时指导患者进行集中精力的深呼吸，可加重患者的呼吸困难程度。腹式呼吸的指导应在肺活量 1/3～2/3 通气量的程度上进行。应理解腹式深呼吸是充分的腹式呼吸。三是应了解横膈的活动。横膈在吸气时向下方运动，腹部上升，了解横膈的运动，易理解腹式呼吸。

② 坐位的腹式呼吸。坐位的腹式呼吸的基础是仰卧位的腹式呼吸，患者采用的体位是坐在床上或椅子上，足跟着地，让患者的脊柱伸展并保持尽量前倾。患者一手放在膝外侧支撑体重，另一手放在腹部。治疗师一手放在患者的颈部，触及其斜角肌的收缩。另一手放在患者的腹部，感受其横膈的收缩。这样能够发现患者突然出现的意外和不应出现的胸式呼吸。正确的腹式呼吸是吸气时横膈膜开始收缩，然后斜角肌等呼吸辅助肌使收缩扩大，呼气时吸气肌放松处于迟缓状态。

③ 立位的腹式呼吸。患者用单手扶床栏或扶手支撑体重，上半身取前倾位。治疗师按照坐位的腹式呼吸指导法指导患者训练。

5. 用药护理

按医嘱给予支气管舒张气雾剂、抗生素等药物，并注意患者用药后的反应。

（二）清理呼吸道无效

1. 减少尘埃与烟雾刺激，避免诱因，注意保暖。

2. 补充水分。保持每天饮水 1.5 ～ 2L 以上、雾化吸入（每日 2 次，每次 20 分钟）及静脉输液，有利于痰液的稀释，便于咳出。

3. 遵医嘱用药，口服及静滴沐舒坦祛痰，静滴氨茶碱扩张支气管。

4. 注意无菌操作，加强口腔护理。

5. 定时巡视病房，加强翻身、叩背、吸痰。指导患者进行深呼吸和有效的咳嗽咳痰，定期（每 2 小时）进行数次随意的深呼吸（腹式呼吸），吸气末屏气片刻，然后进行咳嗽；嘱患者经常变换体位以利于痰液咳出，保证呼吸道的通畅，防止肺不张等并发症。

（三）焦虑

1. 入院时热情接待患者，注意保持病房整洁、安静，为患者创造一个舒适的环境。

2. 鼓励家属陪伴，给患者心理上带来慰藉和亲切感，消除患者的焦虑情绪。

3. 随时了解患者的心理状况，多与其沟通，讲解本病的有关知识及预后情况，使患者对疾病有一定的了解；说明不良情绪对病情有害无利，积极配合会取得良好的效果。

4. 加强巡视病房，在患者夜间无法入睡时适当给予其镇静治疗。

（四）营养失调

1. 评估患者营养状况，并了解其营养失调原因，宣传饮食治疗的意义和原则。

2. 制订适宜的饮食计划。呼吸困难可使热量和蛋白质消耗增加，因此应制订高热量、高蛋白、高维生素的饮食计划。不能进食或输注过多的糖类，以免产生大量 CO_2，加重通气负担；少量多餐，进软食，细嚼慢咽，避免进食易产气食物。改善患者的进食环境，鼓励患者进食。

3. 便秘者应吃高纤维素食物和水果；有心衰或水肿者应限制水钠的摄入。

4. 必要时静脉补充营养。

（五）健康教育

1. 预防 COPD 的主要方法是避免发病的高危因素、急性加重的诱发因素以及增强机体免疫力。戒烟是预防 COPD 的重要措施，也是最简单易行的措施，在疾病的任何阶段戒烟都有益于防止 COPD 的发生和发展。

2. 控制环境污染，减少有害气体或有害颗粒的吸入，可减轻气道和肺的异常炎症反应。

3. 积极防治婴幼儿和儿童期的呼吸系统感染，可能有助于减少以后 COPD 的发生。流感疫苗、肺炎链球菌疫苗、细菌溶解物、卡介菌多糖核酸等对防止 COPD 患者反复感染可能有益。

4. 指导患者锻炼呼吸功能，防寒保暖，锻炼身体，增强体质，提高机体免疫力。

5. 对于接触 COPD 高危因素的人群，应定期进行肺功能监测，以尽可能早发现 COPD 并及时予以干预。

第三节　肺源性心脏病

慢性肺源性心脏病（简称肺心病）又称阻塞性肺气肿性心脏病，是指由肺部、胸廓或肺动脉的慢性病变引起的肺循环阻力增大，致肺动脉高压和右心室肥大，甚至发展为右心衰竭的心脏病。肺心病在我国是常见病、多发病。

一、护理评估

1. 一般评估。神志、生命体征、饮食、睡眠情况、大小便及皮肤状况等。

2．专科评估。咳嗽、咳痰及呼吸困难，发绀情况，评估动脉血气分析结果以了解患者缺氧及二氧化碳潴留情况。

二、护理措施

（一）一般护理

1．环境

病房环境应安静、舒适，保持空气流通、新鲜，温度为 18 ~ 22℃，空气相对湿度为 50% ~ 60%；病房内避免放置鲜花，禁用蚊香、花露水等带有刺激性气味的物品。

2．休息和体位

心功能代偿期可适当活动，失代偿期嘱患者卧床休息，如出现严重呼吸困难宜采取半卧位或端坐位，必要时设置床边桌，以便患者伏案休息，以利其心肺功能的恢复。

3．饮食护理

少食多餐，软食为主，减少用餐时的疲劳。多进食高膳食纤维的蔬菜和水果，如芹菜、菠菜、蘑菇、木耳、萝卜、香蕉、苹果、橘子等；避免食用含糖高的食物，如白糖、红糖、蜂蜜、甘蔗、大米、面粉、红薯、大枣、甜菜及含糖量高的水果等。如患者出现腹水或水肿、尿量少，应限制钠水摄入。

4．基础护理

加强皮肤护理及口腔护理，清醒患者每天用生理盐水漱口，若发生感染可用 2% 的碳酸氢钠漱口。昏迷患者按常规做口腔护理。

5．氧疗护理

持续低流量、低浓度给氧，氧流量每分钟 1 ~ 2L，浓度 25% ~ 29%。

肺心病患者给予低流量吸氧的原因：高碳酸血症的肺心病患者呼吸

中枢化学感受器对二氧化碳改变的反应性差，其呼吸主要靠低氧血症对化学感受器的驱动作用，若吸入高浓度氧，氧分压迅速上升，减轻或消除缺氧对外周化学感受器的刺激，通气必然减少，二氧化碳潴留反而加重。

6. 有效祛痰，保持呼吸道通畅

对于意识清醒的患者，应鼓励并指导其有效咳嗽、咳痰；痰液黏稠者，亦可给予超声雾化吸入，雾化液中加入抗生素、祛痰药和解痉平喘药，每日 2 ～ 3 次。对于意识不清或无力咳痰患者，应给予其电动吸痰，必要时可给予拍背或振荡排痰仪，促进排痰。

（二）病情观察

1. 观察患者神志、体温、血压、心率，呼吸节律、频率、深浅，以及有无发绀、水肿、尿量等变化。

2. 观察患者痰液的量、颜色、性状。

3. 定期监测血气分析的变化。动脉血气分析的正常值：氧分压 80 ～ 100mmHg，二氧化碳分压 35 ～ 45mmHg。

（三）用药护理

1. 避免使用镇静药、麻醉药、催眠药，以免抑制呼吸功能和咳嗽反射。

2. 使用利尿药应以缓慢、小剂量间歇用药为原则。

3. 使用血管扩张药时，注意观察患者心率及血压情况。

4. 观察患者有无呼吸兴奋药不良反应，如皮肤潮红、出汗、血压升高、心悸等，如有，应减慢滴速或停药并通知医生。

（四）加强锻炼

可进行呼吸肌锻炼、全身锻炼（呼吸操和有氧活动）、耐寒锻炼（用冷水洗脸、洗鼻）。呼吸肌的锻炼包括缩唇呼吸和腹式呼吸。

1. 缩唇呼吸的训练方法

患者闭嘴经鼻吸气，缩口唇做吹口哨状缓慢呼气 4 ～ 6 秒，呼气时缩唇大小程度由患者自行调整，以能轻轻吹动面前 30cm 处的白纸为适度。缩唇呼吸可配合腹式呼吸一起应用。

2. 腹式呼吸的训练方法

患者取舒适体位，全身放松，闭嘴吸气至不能再吸，稍屏气或不屏气直接用口缓慢呼气。吸气时膈肌下降，腹部外凸；呼气时膈肌上升，腹部内凹。呼吸时可让患者两手置于肋弓下，要求患者呼气时须明显感觉肋弓下沉变小，吸气时则要感觉肋弓向外扩展。有时需要用双手按压肋下和腹部，促进腹肌收缩，使气呼尽。

（五）心理护理

由于疾病迁延不愈、反复发作，患者会产生恐惧、疑虑、烦恼、渴求等各种心理反应。护士应与患者建立良好的护患关系，多对患者进行心理沟通。与患者交谈，了解其心理状态，以优良的态度、娴熟的技术，赢得患者的信赖，使他们主动配合治疗和护理。

三、健康教育

1. 戒烟、戒酒。

2. 加强饮食营养，以保证机体康复的需要。指导患者进行耐寒锻炼，根据病情开展适当的体育锻炼，增强体质。

3. 冬季注意保暖，少到人多的公共场所，以防止发生上呼吸道感染。

4. 指导患者有效咳嗽的方法，当痰多时应尽量咳出，或采取体位引流等协助痰液排出。

5. 指导患者呼吸锻炼方法，如噘嘴呼吸、腹式呼吸。

第三章 心内科疾病护理

第一节 心肌炎

一、病因及类型

心肌炎是指心肌实质或间质局限性或弥漫性病变，由多种病因所致。小儿时期心肌炎主要由病毒及细菌感染或急性风湿热引起。病情轻重不一，轻者可无症状，重者出现疲乏无力、恶心、呕吐、胸闷、呼吸困难等症状。患者可因心源性休克或严重心律失常而猝死。

按发病原因，心肌炎可分为三种类型：①感染性心肌炎，由细菌、病毒、真菌、螺旋体和原虫等感染所致。②反应性心肌炎，为变态反应及某些全身性疾病在心肌的反应。③病毒性心肌炎，是指人体感染嗜心性病毒（肠道病毒、黏病毒、腺病毒、巨细胞病毒及麻疹、腮腺炎、乙型脑炎、肝炎病毒等）引起心肌非特异间质性炎症。该炎症可呈局限性或弥漫性，病程可以是急性、亚急性或慢性。急性病毒性心肌炎患者多数可完全恢复正常，很少发生猝死；一些慢性发展的病毒性心肌炎可以演变为心肌病。

目前，全球对病毒性心肌炎的发病机制尚未完全明了，但是随着病毒性心肌炎实验动物模型和培养搏动心肌细胞感染柯萨奇 B 组病毒致心肌病变模型的建立，学术界对病毒性心肌炎发生机制的阐明已有了很大发展。以往研究认为本病过程有两个阶段：一是病毒复制期，二是免疫变态反应期。但是近来研究结果表明，第一阶段除有病毒复制直接损伤心肌外，也存在细胞免疫损伤过程。

第一阶段：病毒复制期，该阶段病毒经血液直接侵犯心肌，病毒直接产生心肌细胞溶解作用。第二阶段：免疫变态反应期，对于大多数病毒性心肌炎患者（尤其是慢性期者），病毒在该时期内可能已不存在，但心肌仍持续受损。目前认为该期发病机制是通过免疫变态反应，主要是T细胞免疫损伤致病。

二、临床表现

病毒性心肌炎的临床症状具有轻重程度差异大、症状表现常缺少特异典型性的特点。约有半数患者在发病前（1～3周）有上呼吸道感染和消化道感染史，但他们的原发病症状常轻重不同，有时症状轻，易被患者忽视，有时须仔细询问才能被注意到。

（一）症状

1. 心脏受累的症状

可表现为胸闷、心前区隐痛、心悸、气促等。

2. 其他症状

有一些病毒性心肌炎患者以一种与心脏有关或无关的症状为主要或首发症状就诊，主要分为以下几种情况：

（1）以心律失常为主诉和首发症状就诊。

（2）少数以突然剧烈的胸痛为主，而全身症状很轻。

（3）少数以急性或严重心功能不全症状为主就诊。

（4）少数以身痛、发热、少尿、昏厥等严重全身症状为主，心脏症状不明显而就诊。

（二）体征

1. 心率改变

心率增快，但与体温升高不相称；或为心率减缓。

2. 心律失常

节律常呈不整齐，期前收缩最为常见，表现为房性或室性期前收缩。其他缓慢性心律失常（如房室传导阻滞、病态窦房结综合征）也可出现。

3. 心界扩大

一般可有暂时性扩大（病情轻者心脏无扩大），可以恢复。

4. 心音及心脏杂音

心尖区第一心音可有减弱或分裂，或呈胎心音样。发生心包炎时有心包摩擦音出现。心尖区可闻及收缩期吹风样杂音，系发热、心腔扩大所致；也可闻及心尖部舒张期杂音，为心室腔扩大、相对二尖瓣狭窄所致。

5. 心力衰竭体征

较重患者可出现左侧心力衰竭或右侧心力衰竭体征，极少数患者甚至出现心源性休克的一系列体征。

三、治疗方法

目前病毒性心肌炎尚无特效治疗方法，一般治疗原则以休息、对症处理为主，多数患者经休息和治疗后可以痊愈。

（一）休息

休息对本病的治疗意义是减轻心脏负担，防止心脏扩大、发生心力衰竭和心律失常。即使是已有心脏扩大者，经严格休息一段相当长的时间后，大多也可使心脏恢复正常，一般需卧床休息 3 个月左右，直至症状消失、心电图正常。其后，患者在严密观察下，逐渐增加活动量，在病毒性心肌炎的恢复期内，应适当限制活动 3～6 个月。

（二）对症处理

1. 改善心肌营养和代谢

具有改善心肌营养和代谢作用的药物有维生素 C、维生素 B_6、维生素 B_{12}、辅酶 A、肌苷、细胞色素 C、三磷腺苷（ATP）、三磷腺苷（CTP）、辅酶 Q_{10} 等。

2. 调节细胞免疫功能

目前常用的调节细胞免疫功能的药物有人白细胞干扰素、胸腺素、免疫核糖核酸等。由于各地生产的这类药物质量、含量不一致，因此在使用时需注意一些不良反应、变态反应。中药黄芪在调节细胞免疫功能方面显示出良好作用。

3. 治疗心律失常和心力衰竭

需注意的是：心肌炎患者对洋地黄类药物耐受性低、敏感性高，用药量需减至常规用药量的 1/2 ～ 2/3，以防止发生洋地黄类药物中毒。

4. 治疗重症病毒性心肌炎

重症病毒性心肌炎表现为短期内心脏急剧增大、高热不退、急性心力衰竭、休克及高度房室传导阻滞等。

（1）肾上腺皮质激素可以抑制抗原抗体，减少变态反应，有利于保护心肌细胞、消除局部的炎症和水肿；有利于挽救患者生命，使患者安度危险期。但是地塞米松等肾上腺皮质激素对于一般急性病毒感染性疾病属于禁用药，因此病毒性心肌炎是否可以应用此类激素治疗，现有意见不一。因为肾上腺皮质激素有抑制干扰素的合成、促进病毒繁殖和炎症扩散的作用，有加重病毒性心肌炎心肌损害的可能，所以现在一般认为病毒性心肌炎在急性期，尤其是前两周内，除重症病毒性心肌炎患者外，一般是禁用肾上腺皮质激素的。

（2）治疗重症病毒性心肌炎高度房室传导阻滞或窦房结损害时，应首先及时应用人工心脏起搏器度过急性期。

（3）对于重症病毒性心肌炎患者，特别是并发心力衰竭或心源性休克者，近期有人提出应用1，6-二磷酸果糖（FDP）5g静脉滴注。1，6-二磷酸果糖是糖代谢过程的产物，具有增加能量的作用，有利于心肌细胞能量的代谢。

四、常见的护理问题及措施

（一）活动无耐力

1. 相关因素

（1）头痛、不适。

（2）虚弱、疲劳。

（3）缺乏动力、沮丧。

2. 预期目标

（1）患者活动耐力增加。

（2）患者进行活动时，虚弱、疲劳感减轻或消失。

（3）患者能说出影响其活动耐力的因素。

（4）患者能参与适当的身体活动。

3. 护理措施

（1）心肌炎急性期，有并发症者，需卧床休息，待体温、心电图及X线检查恢复正常后逐渐增加活动量。

（2）向患者进行必要的解释和鼓励，解除其心理紧张和顾虑，使其能积极配合治疗和得到充分休息。不要过度限制患者活动或延长患者卧床休息时间，鼓励患者白天坐在椅子上休息。下床活动前，要协助患者做充分的活动准备，并为患者自理活动提供方便，如抬高床头，使患者便于起身下床。

（3）鼓励患者采取缓慢的重复性的活动，保持肌肉的张力，如上下肢的循环运动等。为患者提供安全的活动场所，把障碍物移开。

（4）合理安排患者每日的活动计划，在两次活动之间给予休息时间，不要急于求成。若患者在活动后出现心悸、气促、呼吸困难、胸闷、胸痛、心律失常、血压升高、脉搏加快等反应，则应停止活动，并以此作为限制最大活动量的指征。

（二）心悸、气促

1. 相关因素

（1）心肌损伤。

（2）心律失常。

（3）心功能不全。

2. 预期目标

（1）患者主诉不适感减轻。

（2）患者能够运用有效的方法缓解不适症状。

3. 护理措施

（1）对于心肌炎并发心律失常或心功能不全患者，应增加卧床时间，协助生活护理，避免劳累。保持室内空气新鲜。呼吸困难者给予吸氧，半卧位。

（2）遵医嘱给药控制原发疾病，补充心肌营养。

（3）给予含高蛋白、高维生素，易消化的低盐食物，少量多餐，避免刺激性食物。高热者给予营养丰富的流质或半流质饮食。

（4）安慰患者，消除其紧张情绪，鼓励患者保持最佳的心理状态。指导患者使用放松技术，如缓慢地深呼吸、全身肌肉放松等。

（5）戒烟、酒。

（三）心排血量减少

1. 相关因素

心肌收缩力减弱。

2. 预期目标

患者保持充足的心排血量，表现为生命体征正常。

3. 护理措施

（1）尽可能减少或排除增加心脏负荷的原因及诱发因素，如有计划地护理患者，减少不必要的干扰，以保证充足的休息及睡眠；嘱患者卧床休息，协助患者满足生活需要；减少用餐时的疲劳，给予易消化、易咀嚼的食物，嘱患者晚餐要少吃一点。

（2）为患者提供一个安静、舒适的环境，限制探视，保证患者充分休息。根据病情协助患者采用适当的体位。保持室内空气新鲜，定时为患者翻身拍背，预防呼吸道感染。

（3）持续吸氧，氧流量根据患者病情调节。输液速度不超过20～30滴/分。准备好抢救用物品和药物。

（四）心律失常

1. 评估

（1）加强床旁巡视，观察并询问患者有无不适。

（2）严密心电监护，记录心律失常的性质、每分钟次数等。

2. 护理措施

（1）心肌炎并发轻度心律失常者应适当增加休息时间，避免劳累及感染；心律失常如影响心肌排血功能或有可能导致心功能不全者，应卧床休息。

（2）给予易消化的食物，少量多餐，禁烟、酒，禁饮浓茶、咖啡。

（3）准备好抢救药品及物品。

（五）充血性心力衰竭

1. 评估

（1）观察患者神志及末梢循环情况，包括意识状态、面色、唇色、甲床颜色等。

（2）测量患者生命体征变化。

（3）了解心力衰竭的体征变化，如水肿轻重、颈静脉怒张程度等。

（4）准确记录液体出入量，注意日夜尿量情况，夜尿量增多考虑有无早期心力衰竭和隐性水肿的可能。如病情允许可每周测量体重，如体重增加，一般情况较差，要警惕早期心力衰竭所致水钠潴留。

（5）应用洋地黄类药物时，要严密观察洋地黄的中毒表现。

2.　护理措施

（1）心肌炎并发心力衰竭者需绝对卧床休息，抬高床头使患者取半卧位。待心力衰竭症状消除后可逐步增加活动量。

（2）合理使用利尿药，严格控制输液量及每分钟滴速。间断或持续给氧，氧流量 2 ～ 3L/min，严重缺氧时 4 ～ 6L/min 为宜。

（3）给患者含高蛋白、高维生素，易消化的低盐食物，少量多餐，避免刺激性食物。补充钾盐及含钾丰富的食物，如香蕉、橘子。

（4）做好基础护理：注意保暖，多汗者及时更衣，防止受凉，预防呼吸道感染；长期卧床，尤其是水肿患者，要定时协助其翻身，预防压疮；做好口腔及皮肤护理。保持患者大便通畅，便秘时使用开塞露。习惯性便秘者，每日给通便药物。

（5）预防细菌、病毒感染，防止再次发生药物中毒及物理性作用对心肌的损害。

（六）猝死

1.　评估

（1）密切观察病情变化，了解猝死征兆：心前区痛、胸闷、气急、心悸、乏力、室性期前收缩及心肌梗死症状。

（2）对心电图出现缺血性改变及双束支传导阻滞的患者应加强巡视，准备好抢救药品及物品。

2. 护理措施

（1）病情平稳时做好健康指导，使患者自觉避免危险因素，包括情绪激动、劳累、饱餐、寒冷、吸烟等。

（2）掌握猝死的临床表现：神志不清、抽搐、呼吸减慢或变浅甚至停滞、发绀、脉搏触不到、血压测不到、瞳孔散大、对光反射消失。

（3）一旦发生猝死立即进行心肺复苏、建立静脉通道，遵医嘱给药，必要时予以电除颤或心脏起搏。

（4）患者心跳恢复后，严密观察其病情变化，包括神志、呼吸、心电图、血压、瞳孔等，并做详细记录。

五、健康指导

（一）预防感染

1. 预防呼吸道和消化道感染

病毒性心肌炎是由感染病毒引起的，因此防止病毒的入侵是十分重要的，尤其应预防呼吸道感染和肠道感染。多数病毒性心肌炎患者在发病前 1～3 周内或发病同时有呼吸道或消化道感染的前驱表现，因此积极采取措施加以预防，可以降低病毒性心肌炎的发病率。易感冒者平时应注意增加营养，避免过度劳累，选择适当的体育活动以增强体质；避免不必要的外出，必须外出时应注意防寒保暖；注意饮食卫生；感冒流行期间应戴口罩，避免去人员拥挤的公共场所。

2. 预防病毒性传染病

麻疹、脊髓灰质炎、肠道病毒感染、风疹、水痘、流行性腮腺炎等病毒性传染病均可累及心肌而形成病毒性心肌炎，因此积极有效地预防这些传染病，可以降低心肌炎的发病率。

3. 及时治疗各种病毒性疾病

应及时治疗呼吸道感染、消化道感染及其他病毒性疾病。在病毒血症阶段即采用抗病毒药物治疗，便可直接杀灭病毒，减少病毒侵入心肌的机会或数量，降低心肌炎的发病率或减轻病情。

4. 避免条件致病因子的影响

在感染病毒之后机体是否发生心肌炎，除了与受感染者的性别、年龄、易感性以及所感染的病毒是否具有嗜心性、感染的数量等有关之外，还与受到细菌感染、发热、精神创伤、剧烈运动、过劳、缺氧、接受放射线或辐射、受冷、过热、使用激素、营养不良、接受外科手术、外伤、妊娠、心肌梗死等条件因子的影响有关。这些条件因子不仅容易引起心肌炎，而且在病后易使病情反复、迁延或加重，因此必须积极防治。

（二）适当休息

心肌炎急性发作期，患者一般应卧床休息 2～4 周，急性期后仍应休息 2～3 个月。严重心肌炎伴心界扩大者，应休息 6～12 个月，直到症状消失，心界恢复正常。如出现胸闷、胸痛、烦躁不安，应在医生指导下用镇静、止痛药。心肌炎后遗症者，可尽量与正常人一样地生活和工作，但不宜长时间看书、工作、熬夜。应避免情绪激动，并避免因过度体力活动而引起身体疲劳，使机体免疫抗病能力降低。

（三）饮食

宜多吃含高蛋白、高热量、高维生素，尤其是含维生素 C 多的食物，如山楂、苹果、橘子、西红柿等。多食蔬菜、水果，忌暴饮暴食，忌食辛辣、熏烤、煎炸食物。吸烟时烟草中的尼古丁可促进冠状动脉痉挛收缩，影响心肌供血；饮酒会造成血管功能失调，故应戒烟、忌酒。食疗上可服用菊花粥、人参粥等。可遵医嘱服用生晒参、西洋参等。

（四）体育锻炼

在恢复期时，患者根据自己的体力参加适当的锻炼，如散步、保健操、气功等，可早日康复及避免后遗症。对于心肌炎后遗症，只要患者没有严重心律失常，即可参加一般性的体育锻炼，如慢跑、跳舞、气功、太极拳等，持之以恒，有利于疾病的康复。

（五）监测生命体征

每日注意测量体温、脉搏、呼吸等生命体征。给予高热的患者降温、口腔护理及皮肤护理。由于心肌收缩无力、心排血量急剧下降易导致心源性休克，因此应及时测血压、脉搏。如患者出现脉搏微弱、血压下降、烦躁不安、面色灰白等症状，应立即送往医院进行救治。

（六）不良反应

心肌炎反复发作的患者，长期服用激素，因此要注意观察不良反应和毒性反应，如高血压、胃肠道消化性溃疡及穿孔、出血等。心肌炎患者对洋地黄制剂极为敏感，易出现中毒现象，因此应严格掌握用药剂量。急性患者应用大剂量维生素 C 及能量合剂，静脉滴注或静脉推注时要注意保护血管，控制速度，以防肺水肿。

（七）保持居室空气新鲜、流通

定期通风换气，但要避免患者直接吹风，防止因感冒而加重病情。冬季注意保暖。平素应加强身体锻炼，运动量不宜过大，可由小量到大量，以患者能承受、不感劳累为度，可进行气功、太极拳、散步等活动。

第二节　心绞痛

心绞痛是冠状动脉供血不足，心肌急剧的、暂时的缺血与缺氧引起的综合征。其特点为阵发性的前胸压榨性疼痛感觉，主要位于胸骨后部，可放射至左上肢，常发生于劳累或情绪激动时，持续数分钟，休息或服用硝酸酯制剂后疼痛消失。本病多见于男性，多数患者年龄在 40 岁以上，劳累、情绪激动、饱食、受寒、阴雨天气、急性循环衰竭等为常见的诱因。

一、病因

（一）基本病因

对心脏予以机械性刺激并不引起疼痛，但心肌缺血、缺氧则会引起疼痛。当冠状动脉的"供血"与心肌的"需氧"出现矛盾，冠状动脉血流量不能满足心肌代谢需要，引起心肌急剧的、暂时的缺血、缺氧时，即产生心绞痛。

（二）其他病因

除冠状动脉粥样硬化外，主动脉瓣狭窄或关闭不全、梅毒性主动脉炎、肥厚型心肌病、先天性冠状动脉畸形、风湿性冠状动脉炎，都可引起冠状动脉在心室舒张期充盈障碍，引发心绞痛。

二、临床表现及诊断

（一）临床表现

1. 症状

（1）部位

典型心绞痛主要在胸骨体上段或中段之后，可波及心前区，范围如手掌大小，可放射至左肩、左上肢前内侧，达无名指和小指；不典型心绞痛疼痛可位于胸骨下段、左心前区或上腹部，放射至颈、下颌、左肩胛部或右前胸。

（2）性质

胸痛为压迫、发闷，或紧缩性，也可有烧灼感。发作时，患者往往不自觉地停止原来的活动，直至症状缓解。

（3）诱因

典型的心绞痛常在相似的条件下发生，以体力劳累为主，其次为情绪激动。登楼、平地快步走、饱餐后步行、逆风行走，甚至用力大便或将臂举过头部的轻微动作，暴露于寒冷环境、进冷饮、身体其他部位的疼痛，以及恐怖、紧张、发怒、烦恼等情绪变化，都可诱发心绞痛。晨间痛阈低，轻微活动如刷牙、剃须、步行即可引起心绞痛发作；上午及下午痛阈提高，则较重的活动亦可不诱发。

（4）时间

疼痛出现后常逐步加重，然后在 3～5 分钟内逐渐消失，一般在停止原活动后缓解。时长一般为 1～15 分钟，多数为 3～5 分钟，偶可达 30 分钟。可数天或数星期发作 1 次，亦可 1 日内发作多次。

（5）硝酸甘油的疗效

心绞痛时，立即舌下含硝酸甘油 1 片，如有效，心绞痛应于 1～2 分钟内缓解；对卧位型心绞痛，硝酸甘油可能无效。在评定硝酸甘油的疗效时，还要注意患者所用的药物是否已经失效或接近失效。

2. 体征

患者平时无异常体征。心绞痛发作时常见心律增快、血压升高、表情焦虑、出汗，有时出现第四或第三奔马律。可有暂时性心尖部收缩期杂音，是乳头肌缺血以致功能失调引起二尖瓣关闭不全所致。

（二）诊断

1. 冠心病诊断

（1）据典型的发作特点和体征，含服硝酸甘油后缓解，结合年龄和存在冠心病易患因素，排除其他原因所致的心绞痛后，一般即可确诊。

（2）心绞痛发作时的心电图：绝大多数患者 ST 段压低 0.1mV（1mm）以上，T 波平坦或倒置（变异型心绞痛者则有关导联 ST 段抬高），发作过后数分钟内逐渐恢复。

（3）心电图无改变的患者可考虑做负荷试验。发作不典型者，诊断要依靠观察硝酸甘油的疗效和发作时心电图的改变；如仍不能确诊，可多次复查心电图、心电图负荷试验或进行 24 小时动态心电图连续监测，如心电图出现阳性变化或负荷试验诱发心绞痛亦可确诊。

（4）诊断有困难者可考虑行选择性冠状动脉造影或做冠状动脉 CT，考虑施行外科手术治疗者则必须行选择性冠状动脉造影。冠状动脉内超声检查可显示管壁的病变，对诊断可能更有帮助。

2. 分型诊断

根据世界卫生组织"缺血性心脏病的命名及诊断标准"，现将心绞痛进行如下归类：

（1）劳累性心绞痛

劳累性心绞痛是由运动或其他增加心肌需氧量的情况所诱发的心绞痛。劳累性心绞痛包括三种类型：①稳定型劳累性心绞痛，简称稳定型心绞痛，亦称普通型心绞痛，是最常见的心绞痛。指由心肌缺血缺氧引起的典型心绞痛，其性质在 1～3 个月内并无改变，即每日和每周疼痛发作次数大致相同，诱发疼痛的劳累和情绪激动程度相同，每次发作疼痛的性质和疼痛部位无改变，用硝酸甘油后也在相同时间内产生疗效。②初发型劳累性心绞痛，简称初发型心绞痛。指患者过去未发生过心绞痛或心肌梗死，而现在发生由心肌缺血缺氧引起的心绞痛，时间尚在 1～2 个月内。有过稳定型心绞痛但已数月不发生心绞痛，再发生心绞痛未到 1 个月者也被归入本型。③恶化型劳累性心绞痛，指原有稳定型心绞痛的患者，在 3 个月内疼痛的频率、程度、诱发因素经常变动，进行性恶化。恶化型劳累性心绞痛可发展为心肌梗死与猝死。

（2）自发性心绞痛

自发性心绞痛，指心绞痛发作与心肌需氧量无明显关系，与劳累性心绞痛相比，疼痛持续时间一般较长，程度较重，且不易为硝酸甘油所缓解。自发性心绞痛包括四种类型：①卧位型心绞痛，指在休息时或熟睡时发生的心绞痛，其发作时间较长，症状也较重，发作与体力活动或情绪激动无明显关系，常发生在半夜，偶尔在午睡或休息时发作。疼痛常剧烈难忍，患者烦躁不安、起床走动。硝酸甘油的疗效不明显或仅能暂时缓解。其发生可能与夜梦、夜间血压降低或发生未被察觉的左心室衰竭，以致狭窄的冠状动脉远端心肌灌注不足；或平卧时静脉回流增加，心脏工作量增加，需氧增加等有关。②变异型心绞痛。本型患者心绞痛的性质与卧位型心绞痛相似，也常在夜间发作，但发作时心电图表现不同，显示有关导联的 ST 段抬高而与之相对应的导联中则 ST 段压低。本型心绞痛是由于在冠状动脉狭窄的基础上，该支血管发生痉挛，引起一片心肌缺血所致。③中间综合征，亦称冠状动脉功能不全，指心肌缺血引起的心绞痛发作历时较长，达 30 分钟或 1 小时以上，常在休息时或睡眠中发作，但心电图、放射性核素和血清学检查无心肌坏死的表现。本型疼痛的性质介于心绞痛与心肌梗死之间，常是心肌梗死的前奏。④梗死后心绞痛，指在急性心肌梗死后不久或数周后发生的心绞痛。由于供血的冠状动脉阻塞而发生心肌梗死，但心肌尚未完全坏死，一部分未坏死的心肌处于严重缺血状态下又发生疼痛，随时有再发生梗死的可能。

（3）混合性心绞痛

混合性心绞痛，指劳累性心绞痛和自发性心绞痛混合出现，由冠状动脉的病变使冠状动脉血流储备固定地减少，同时又发生短暂的再减损所致，兼有劳累性心绞痛和自发性心绞痛的临床表现。

（4）不稳定型心绞痛

不稳定型心绞痛在临床上被认为是稳定型劳累性心绞痛与心肌梗死和猝死之间的中间状态，它包括除稳定型劳累性心绞痛外的上述所有类型。其病理基础是在原有病变上发生冠状动脉内膜下出血、粥样硬化斑块破裂、血小板或纤维蛋白凝集、冠状动脉痉挛等。除了没有诊断心肌梗死的明确的心电图和心肌酶谱变化外，目前应用的不稳定心绞痛的定义根据以下三个病史特征做出：①在相对稳定的劳累相关性心绞痛基础上出现逐渐增强的疼痛。②新出现的心绞痛（通常在 1 个月内），因很轻度的活动即可引起的心绞痛。③在静息和进行很轻活动时出现的心绞痛。

三、治疗方法

主要预防动脉粥样硬化的发生和发展；改善冠状动脉的血供；降低心肌的耗氧量；治疗动脉粥样硬化。

（一）发作时的治疗

1．休息。发作时应立刻休息，经休息后症状可缓解。

2．药物治疗。应用作用较快的硝酸酯制剂。

3．在应用上述药物的同时，可考虑用镇静药。

（二）缓解期的治疗

系统治疗，清除诱因，注意休息，使用作用持久的抗动脉粥样硬化药物，以防心绞痛发作，可单独、交替或联合应用药物。调节饮食，特别是一次进食不应过饱；禁绝烟酒。调整日常生活与工作量；减轻精神负担；保持适当的体力活动，但以不致发生疼痛症状为度；一般不需卧床休息。

（三）其他治疗

低分子右旋糖酐或羟乙基淀粉注射液的作用为改善微循环的灌流，可用于治疗心绞痛的频繁发作。抗凝药（如肝素）、溶血栓药和抗血小板药可用于治疗不稳定型心绞痛。高压氧治疗增加全身的氧供应，可使顽固的心绞痛得到改善，但疗效不易巩固。体外反搏治疗可能增加冠状动脉的血供，也可考虑应用。兼有早期心力衰竭者，治疗心绞痛的同时宜用快速作用的洋地黄类制剂。

（四）外科手术治疗

冠状动脉旁路移植手术（CABG）：取患者自身的大隐静脉或内乳动脉作为旁路移植材料。一端吻合在主动脉，另一端吻合在有病变的冠状动脉段的远端，引主动脉的血液改善该冠状动脉所供血心肌的血流量。

（五）经皮腔内冠状动脉成形术

经皮腔内冠状动脉成形术（PTCA）：冠状动脉造影后，针对相应病变，将带球囊的心导管经周围动脉送到冠状动脉，在导引钢丝的指引下进入狭窄部位；向球囊内加压注入稀释的造影剂使之扩张，解除狭窄。

（六）其他冠状动脉介入性治疗

由于 PTCA 有较高的术后再狭窄发生率，因此近来采用一些其他成形方法进行治疗，如激光冠状动脉成形术、冠状动脉斑块旋切术、冠状动脉斑块旋磨术、冠状动脉内支架安置等，期望降低再狭窄发生率。

（七）运动锻炼疗法

适宜的运动有助于促进侧支循环的发展，提高体力活动的耐受量，改善症状。

四、常见的护理问题及措施

（一）心绞痛

1. 相关因素

与心肌急剧，短暂缺血、缺氧，冠状动脉痉挛有关。

2. 主要表现

阵发性胸骨后疼痛。

3. 护理措施

（1）心绞痛发作时立即停止步行或工作，休息片刻即可缓解。根据疼痛发生的特点，评估心绞痛的严重程度（见表 3-1），制订相应的活动计划。频发者或严重心绞痛者，严格限制体力活动，并绝对卧床休息。

表 3-1 心绞痛分级

心绞痛分级	表现
Ⅰ级：日常活动时无症状	较日常活动重的体力活动，如平地小跑步、快速或持重物上三楼、上陡坡等时引起心绞痛
Ⅱ级：日常活动稍受限制	一般体力活动，如常速步行 1.5~2 km、上三楼、上坡等即引起心绞痛
Ⅲ级：日常活动明显受损	较日常活动轻的体力活动，如常速步行 0.5~1 km、上二楼、上小坡等即引起心绞痛
Ⅳ级：任何体力活动均引起心绞痛	轻微体力活动（如在室内缓行）即引起心绞痛，严重者休息时亦发生心绞痛

（2）遵医嘱协助患者舌下含服硝酸甘油、吸氧，记录心电图，并通知医生。心绞痛频发或严重者遵医嘱使用硝酸甘油静脉微泵推注。由于此类药物能扩张头面部血管，因此有些患者使用后会出现颜面潮红、头痛等症状，应向患者说明。

（3）用药后动态观察患者胸痛变化情况，同时监测心电图，必要时进行心电监测。

（4）告知患者在心绞痛发作时的应对技巧：一是立即停止活动；二是立即含服硝酸甘油。若疼痛持续 15 分钟以上没有缓解，则有可能发生心肌梗死，需立即急诊就医。

（二）焦虑

1. 相关因素

与心绞痛反复频繁发作、疗效不理想有关。

2. 主要表现

睡眠不佳，缺乏自信心、思维混乱。

3. 护理措施

（1）向患者讲解心绞痛的治疗是一个长期过程，需要有毅力，鼓励其说出内心想法，针对其具体心理情况给予指导与帮助。

（2）患者心绞痛发作时，尽量陪伴患者，多与患者沟通，指导患者掌握心绞痛发作的有效应对措施。

（3）及时为患者讲解疾病好转信息，增强患者治疗的信心。

（4）告知患者不良心理状况对疾病的负面影响，鼓励患者进行舒展身心的活动（如听音乐、看报纸等），转移患者的注意力。

（三）知识缺乏

1. 相关因素

与缺乏知识来源、认识能力有限有关。

2. 主要表现

患者不能说出心绞痛相关知识，不知如何避免相关因素。

3. 护理措施

（1）避免诱发心绞痛的相关因素，如情绪激动、饱食、焦虑不安等。

（2）告知患者心绞痛的症状为胸骨后疼痛，可放射至左臂、颈、胸，常为压迫或紧缩感。

（3）指导患者使用硝酸甘油的注意事项。

（4）提供简单易懂的书面或影像资料，使患者了解自身疾病的相关知识。

五、健康指导

（一）心理指导

告知患者需保持良好心态，因为精神紧张、情绪激动、饱食、焦虑不安等不良心理状态，可诱发疾病和加重病情。患者常因不适而烦躁不安，且伴随恐惧，此时应鼓励患者表达感受，告知其尽量做深呼吸，放松情绪才能尽快治愈疾病。

（二）饮食指导

减少饮食热能，控制体重，少量多餐（每天 4～5 餐），晚餐尤应控制进食量，提倡饭后散步，切忌暴饮暴食，避免过饱；减少脂肪摄入总量，限制饱和脂肪酸和胆固醇的摄入量，增加不饱和脂肪酸的摄入量；限制单糖和双糖的摄入量，供给适量的矿物质及维生素。

在食物选择方面，应适当控制主食和含糖零食。多吃粗粮、杂粮，如玉米、小米、荞麦等；禽肉、鱼类，以及核桃仁、花生、葵花子等含不饱和脂肪酸较多，可多食用；多食蔬菜和水果，不限量，尤其是超重者，更应多选用带色蔬菜，如菠菜、油菜、番茄、茄子和带酸味的新鲜水果，如苹果、橘子、山楂，等；多用豆油、花生油、菜油及香油等植物油；蛋白质按劳动强度供给，冠心病患者蛋白质按 2g/kg 供给；尽量多食用黄豆及其制品，如豆腐、豆干、百叶等。

患者应忌烟、酒、咖啡以及辛辣的刺激性食品；少用猪油、黄油等动物油烹调；禁用动物脂肪高的食物，如猪肉、牛肉、羊肉，含胆固醇高的食物，如动物内脏、动物脂肪、脑髓、贝类、乌贼鱼、蛋黄等；食盐不宜多用，每天用量应控制在 2 ～ 4g；含钠味精也应适量限用。

（三）作息指导

制订固定的日常活动计划，避免劳累。避免突发性的动作，尤其是在较长时间休息之后，如凌晨起来后的活动动作宜慢。心绞痛发作时，应停止所有活动，卧床休息。频发或严重心绞痛患者，应严格限制体力活动，绝对卧床休息。

（四）用药指导

1. 硝酸酯类

硝酸甘油是缓解心绞痛的首选药。

（1）心绞痛发作时可用短效制剂 1 片于舌下含化，1 ～ 2 分钟即开始起作用，持续半小时；勿吞服，如药物不易溶解，可轻轻嚼碎继续含化。

（2）服用硝酸酯类药物时可能出现头晕、头胀痛、头部跳动感、面红、心悸，继续用药数日后症状可自行消失。

（3）硝酸甘油应储存在棕褐色的密闭小玻璃瓶中，防止受热、受潮，使用时应注意有效期，每用 6 个月须更换药物。如果含服药物时无舌尖麻辣、烧灼感，说明药物已失效，不宜再使用。

（4）为避免直立性低血压所引起的晕厥，用药后患者应平卧片刻，必要时吸氧。长期反复服用会产生耐药性而效力降低，但停用 10 天以上复用可恢复效力。

2. 长期服用 β 受体阻滞药者

如使用阿替洛尔、美托洛尔，应指导患者用药。

（1）不能随意突然停药或漏服，否则会引起心绞痛加重或心肌梗死。

（2）应在饭前服用，因食物能延缓此类药物吸收。

（3）用药过程中注意监测心率、血压、心电图等。

3. 钙通道阻滞药

目前不主张使用短效制剂（如硝苯地平），以减少心肌耗氧量。

（五）特殊及行为指导

1. 寒冷刺激可诱发心绞痛，因此不宜用冷水洗脸，洗澡时注意水温及时间，外出应戴口罩或围巾。

2. 患者应随身携带心绞痛急救盒（内装硝酸甘油制剂）。心绞痛发作时，立即停止活动并休息，保持安静。及时使用硝酸甘油制剂，如片剂舌下含服，喷雾剂喷舌底 1～2 下，贴剂粘贴在心前区。如果自行用药后，心绞痛未缓解。应请求协助救护。

3. 有条件者可以吸氧，使用氧气时，要避免明火。

4. 患者洗澡时应告诉家属，不宜在饱餐或饥饿时洗澡，水温勿过冷或过热，时间不宜过长，门不要上锁，以防发生意外。

5. 与患者讨论引起心绞痛发作的诱因，明确患者需要的帮助，总结预防发作的方法。

（六）病情观察指导

注意观察胸痛的发作时间、部位、性质、有无放射性及伴随症状，定时监测心率、心律。若心绞痛发作次数增加，持续时间延长，疼痛程度加重，含服硝酸甘油无效，有可能是心肌梗死先兆，应立即就诊。

（七）出院指导

1. 减轻体重，肥胖者需限制饮食热量及适当增加体力活动，避免采用剧烈运动，防治各种可加重病情的疾病，如高血压、糖尿病、贫血、甲亢等。特别要控制血压，使血压维持在正常水平。

2. 大多数慢性稳定型心绞痛患者可继续正常性生活，为预防心绞痛发作，可在 1 小时前含服硝酸甘油 1 片。

3. 患者应随身携带硝酸甘油片以备急用，患者及家属应熟知药物的放置地点，以备急需。

第三节　心肌梗死

心肌梗死是指心肌缺血性坏死，为在冠状动脉病变基础上，发生冠状动脉供血急剧减少或中断，使相应的心肌严重而持久地急性缺血所致。

一、病因

心肌梗死的基本病因是冠状动脉粥样硬化（偶为冠状动脉痉挛、栓塞、炎症、先天性畸形、外伤、冠状动脉阻塞）造成管腔狭窄和心肌供血不足，而侧支循环尚未建立，在此基础上，一旦冠状动脉血供进一步急剧减少或中断达 20～30 分钟，使心肌严重而持久地急性缺血达 0.5 小时以上，即可发生心肌梗死。

心肌梗死发生严重心律失常、休克、心力衰竭，均可使冠状动脉血流量进一步下降，心肌坏死范围扩大。

二、临床表现

心肌梗死的临床表现与梗死面积大小、梗死部位、侧支循环情况密切相关。

（一）先兆

多数患者于发病前数日可有前驱症状，如原有心绞痛近日发作频繁、程度加重、持续时间较久，休息或硝酸甘油不能缓解，甚至在休息中或睡眠中发作。表现为突发上腹部剧痛、恶心、呕吐、急性心力衰竭，或严重心律失常。心电图检查可显示 ST 段一过性抬高或降低，T 波高大或明显倒置。

（二）症状

1. 疼痛

疼痛是最早出现的症状。少数患者可无疼痛，起病即表现休克或急性肺水肿。有些患者疼痛部位在上腹部，且伴有恶心、呕吐，易与胃穿孔、急性胰腺炎等急腹症相混淆。

2. 全身症状

由坏死物质吸收所引起的发热、心动过速、白细胞增高、红细胞沉降率增快，一般在疼痛 24～48 小时后出现，程度与梗死范围呈正相关，体温为 38℃左右，很少超过 39℃，持续约 1 周。

3. 胃肠道症状

疼痛可伴恶心、呕吐、上腹胀痛，与迷走神经受坏死物质刺激和胃肠道组织灌注不足等有关。

4. 心律失常

75%～95% 的患者伴有心律失常，以 24 小时内为最多见，以室性心律失常最多。

5. 休克

20% 的患者在数小时至 1 周内发生休克，主要原因如下：①心肌遭受严重损害，左心室排血量急剧降低（心源性休克）。②剧烈胸痛引起神经反射性周围血管扩张。③因呕吐、大汗、摄入不足所致血容量不足。

6. 心力衰竭

主要是急性左侧心力衰竭，可在最初几天内发生，或在疼痛、休克好转阶段，为梗死后心脏舒缩力减弱或不协调所致。

急性心肌梗死引起的心力衰竭称为泵衰竭。按 Killip 分级法可分为：Ⅰ级，尚无明显心力衰竭；Ⅱ级，有左侧心力衰竭；Ⅲ级，有急性肺水肿；Ⅳ级，右心源性休克。

（三）体征

1. 心脏体征

心率多增快，第一心音减弱，出现第四心音。若心尖区出现收缩期杂音，多为乳头肌功能不全所致。反应性纤维心包炎者，有心包摩擦音。

2. 血压

血压有不同程度降低，起病前有高血压者，血压可降至正常。

3. 其他

可有心力衰竭、休克体征、心律失常有关的体征。

三、治疗方法

心肌梗死的救治原则为：①挽救濒死心肌，防止梗死面积扩大，缩小心肌缺血范围。②保护、维持心脏功能。③及时处理严重心律失常、泵衰竭及各种并发症。

（一）监护及一般治疗

1. 休息

卧床休息 1 周，保持安静，必要时给予镇静药。

2. 吸氧

持续吸氧 2～3 天，有并发症者须延长吸氧时间。

3. 监测

在冠心病监护病房（CCU）进行心电图、血压、呼吸监测 5 ～ 7 天。

4. 限制活动

无并发症者，根据病情制订活动计划。

5. 饮食

进食易消化的食物，不宜过饱，可少量多餐；保持大便通畅，必要时给予缓泻药。

（二）解除疼痛

尽快止痛，可应用强力止痛药。

1. 哌替啶（杜冷丁）50 ～ 100mg 紧急肌内注射。

2. 吗啡 5 ～ 10mg 皮下注射，必要时 1 ～ 2 小时后再注射一次，以后每 4 ～ 6 小时可重复应用，注意呼吸抑制作用。

3. 疼痛轻者，可用可待因 0.03 ～ 0.06g 口服或罂粟碱 0.03 ～ 0.06g 肌内注射或口服。

4. 试用硝酸甘油 0.3mg、异山梨酯 5 ～ 10mg 舌下含服或静脉滴注，注意心率增快、血压下降等不良反应。

5. 顽固者，可采用人工冬眠疗法。

（三）再灌注治疗

1. 意义

再灌注治疗是目前治疗急性心肌梗死的积极治疗措施，可在起病 3 ～ 6 小时内，使闭塞的冠状动脉再通，心肌得到再灌注，挽救濒死的心肌，以缩小梗死范围，改善预后。

2. 适应证

再灌注治疗只适于透壁心肌梗死，所以心电图上必须有 2 个或 2 个以上相邻导联 ST 段抬高大于 0.1mV，方可进行再灌注治疗。心肌梗死发病后 6 小时内实施再灌注治疗是最理想的。

3. 治疗方法

（1）溶栓疗法

溶栓的药物：尿激酶、链激酶、重组组织型纤维蛋白溶酶原激活药等。

注意事项：①溶栓期间应进行严密的心电监护，及时发现并处理再灌注心律失常。溶栓 3 小时内心律失常发生率最高，84% 的心律失常发生在溶栓 4 小时之内。发生前壁心肌梗死时，心律失常多为室性心律失常，如频发室性期前收缩，加速室性自主心律、室性心动过速、心室颤动等；发生下壁梗死时，心律失常多发生窦性心动过缓、房室传导阻滞。②血压监测。低血压是急性心肌梗死的常见症状，可由心肌大面积梗死、心肌收缩力明显降低、心排血量减少所致，但也可能与血容量不足、再灌注性损伤、血管扩张药及并发出血等有关。一般低血压在急性心肌梗死后 4 小时最明显。对于单纯的低血压状态，应加强对血压的监测。在溶栓进行的 30 分钟内，每 10 分钟测量 1 次血压；在溶栓结束后 3 小时内，每 30 分钟测量 1 次；之后每 1 小时测量 1 次；血压平稳后，根据病情延长测量间隔时间。③用药期间注意出血倾向。在溶栓期间应严密观察患者有无皮肤黏膜出血、尿血、便血及颅内出血（观察瞳孔意识），输液穿刺部位有无瘀斑、牙龈出血等。溶栓后 3 天内每天检查 1 次尿常规、大便隐血和出凝血时间；溶栓次日复查血小板，应尽早发现出血性并发症，早期采取有效的治疗措施。

不宜溶栓的情况：①患者年龄大于 70 岁。② ST 段抬高，时间大于 24 小时。③就诊时，患者有严重高血压（＞ 180/110mmHg）。④仅有 ST 段压低及不稳定性心绞痛。⑤有出血倾向、外伤、活动性溃疡病、糖尿病视网膜病变、脑出血史及 6 个月内缺血性脑卒中史，有夹层动脉瘤等。

判断再通指标：第一，冠状动脉造影直接判断。第二，临床间接判断血栓溶解（再通）指标，如心电图抬高的 ST 段于 2 小时内回降大于 50%；胸痛 2 小时内基本消失；2 小时内出现再灌注性心律失常；血清

CK-MB 酶峰值提前出现（14 小时内）。

（2）紧急施行 PTCA，随后再安置支架

补救性 PTCA：经溶栓治疗，冠状动脉再通后又再堵塞，或再通后仍有重度狭窄者，如无出血禁忌，可紧急施行 PTCA，随后再安置支架。预防再梗和再发心绞痛。

直接 PTCA：不进行溶栓治疗，直接进行 PTCA，其目的在于挽救心肌。

PTCA 的适应证：①对于有溶栓禁忌或不适合溶栓治疗的患者，以及对升压药无反应的心源性休克患者，应首选直接 PTCA。②对于有溶栓禁忌证的高危患者，如年龄大于 70 岁、既往有心肌梗死史、广泛前壁心肌梗死，以及收缩压小于 100mmHg、心率大于 100 次 / 分或 Killip 分级大于 I 级的患者，若有条件最好选择直接 PTCA。

（四）控制休克

最好根据血流动力学监测结果用药。

1. 补充血容量

估计血容量不足，中心静脉压下降者，用低分子右旋糖酐、10%GS 500mL 或 0.9%NS 500mL 静脉滴入。输液后中心静脉压大于 18cm H_2O，则停止补充血容量。

2. 应用升压药

补充血容量后血压仍不升，而心排血量正常时，提示周围血管张力不足，此时可用升压药物。可选择多巴胺或间羟胺微泵静脉使用，两者亦可合用。亦可选用多巴酚丁胺。

3. 应用血管扩张药

经上述处理后血压仍不升，周围血管收缩致四肢厥冷时可使用硝酸甘油。

4. 其他措施

纠正酸中毒，保护肾功能，避免脑缺血，必要时应用糖皮质激素和

洋地黄制剂。

5. 主动脉内球囊反搏术

上述治疗无效时可考虑应用主动脉内球囊反搏术（IABP），在 IABP 辅助循环下行冠脉造影，随即行 PTCA、CABG。

（五）治疗心力衰竭

主要治疗左侧心力衰竭。

（六）其他治疗

有助于挽救濒死心肌，防止梗死范围扩大，缩小缺血范围，根据患者具体情况选用。

1. β 受体阻滞药、钙通道阻滞药，血管紧张素转换酶（ACE）抑制药的使用

改善心肌重构，防止梗死范围扩大，改善预后。

2. 抗凝疗法

口服阿司匹林等药物。

3. 极化液疗法

有利于心脏收缩，减少心律失常；有利于 ST 段恢复。极化液具体配置：10%KCl 15mL ＋胰岛素 8U ＋ 10% GS 500mL。

4. 促进心肌代谢药物

维生素 C、维生素 B_6、1，6- 二磷酸果糖、辅酶 Q_{10} 等。

5. 右旋糖酐 40 或羟乙基淀粉

降低血黏度，改善微循环。

（七）处理并发症

1. 栓塞

溶栓或抗凝治疗。

2. 心脏破裂

乳头肌断裂、室间隔缺损（VSD）者手术治疗。

3. 室壁瘤

影响心功能或引起严重心律失常者手术治疗。

4. 心肌梗死后综合征

可用糖皮质激素、阿司匹林、吲哚美辛等。

（八）处理右室心肌梗死

表现为右侧心力衰竭伴低血压者的治疗以扩容为主，需维持血压治疗，不宜用利尿药。

四、常见的护理问题及措施

（一）疼痛

1. 相关因素

与心肌急剧缺血、缺氧有关。

2. 主要表现

胸骨后剧烈疼痛，伴烦躁不安、出汗、恐惧或有濒死感。

3. 护理措施

（1）绝对卧床休息（包括精神和体力）

休息即为最好的疗法之一，且在急性期应绝对卧床休息，严禁探视，避免精神紧张，一切活动，包括翻身、进食、洗脸、大小便等，均应在护士的协助下进行，避免出现生扯硬拽现象。如果患者焦虑、抑郁情绪严重并有睡眠障碍等表现，应根据病情选择没有禁忌的镇静药物，如哌替啶等。

（2）做好氧疗管理

由于心肌梗死时心肌持续缺血、缺氧，代谢物积聚或产生多肽类致痛物，刺激神经末梢，经神经传导至大脑产生痛觉，而疼痛会使患者烦躁不安、情绪恶化，加重心肌缺氧，影响治疗效果。若患者胸闷、疼痛剧烈或症状不缓解、持续时间长，氧流量可控制在 5 ～ 6L/min，待症状消失后改为 3 ～ 4L/min，一般不少于 72 小时，5 天后可根据情况间断给氧。

（3）患者的心理管理

疾病给患者带来胸闷、疼痛等压抑的感觉，再加上环境生疏，患者会感到恐惧、紧张不安，而这又会导致交感神经兴奋，引起血压升高，心肌耗氧量增加，诱发心律失常，加重心肌缺血坏死，因此，我们应了解患者的职业、文化、经济、家庭情况及发病的诱因，关心体贴患者，消除紧张恐惧心理，让患者树立战胜疾病的信心，使患者处于良好的心理状态。

（二）恐惧

1. 相关因素

恐惧可与下列因素有关：①胸闷不适、胸痛、濒死感。②病房内病友病重或死亡。③病房环境陌生。

2. 主要表现

心情紧张、烦躁不安。

3. 护理措施

（1）消除患者的紧张与恐惧心理：救治过程中要始终关心体贴患者，态度要和蔼，鼓励患者表达自己的感受，安慰患者，使之尽快适应环境，进入患者角色。

（2）了解患者的思想状况，向患者讲清情绪与疾病的关系，使患者明白紧张情绪会加重病情。劝慰患者消除紧张情绪，使患者处于接受治疗的最佳心理状态。

（3）向患者介绍救治心肌梗死的特效药及先进仪器设备，肯定其效果与作用，使患者得到精神上的安慰，产生对护士的信任。在治疗护理过程中要做到忙而不乱，紧张而有序，迅速而准确。

（4）给患者讲解抢救成功的例子，使其树立战胜疾病的信心。

（5）针对患者的心理反应进行耐心的解释，真诚坦率地为其排忧解难，做好生活护理，给他们创造一个安静、舒适、安全、整洁的休息环境。

（三）自理缺陷

1．相关因素

与治疗性活动受限有关。

2．主要表现

日常生活不能自理。

3．护理措施

（1）心肌梗死急性期卧床期间要协助患者洗漱、进食、大小便等。

（2）将患者经常使用的物品放在其易拿取的地方，以减少患者拿东西时的体力消耗。

（3）将呼叫器放在患者手边，听到铃响立即给予答复。

（4）向患者提供有关疾病治疗及预后的确切信息，强调正面效果，以增加患者自理的能力和信心，不要允许患者延长卧床休息的时间。

（5）在患者活动耐力范围内，鼓励患者从事部分生活自理活动和运动，以提高患者的自我价值感。

（6）让患者有足够时间缓慢地进行自理活动；或者在活动过程中提供多次短暂的休息时间；或者给予患者较多的帮助，以避免其过度劳累。

（四）便秘

1．相关因素

与长期卧床、不习惯床上排便、进食量减少有关。

2．主要表现

大便干结，超过 2 天未排大便。

3．护理措施

（1）合理饮食，提醒患者饮食要节制，选择清淡易消化、产气少、无刺激的食物。进食速度不宜过快、少食多餐。

（2）遵医嘱给予大便软化药或缓泻药。

（3）鼓励患者定时排便，安置患者于舒适体位排便。

（4）不习惯床上排便的患者，应向其讲明病情及需要在床上排便的理由并用屏风为其遮挡。

（5）告知病患者排便时不要太用力，可用手掌在腹部按乙状结肠方向做环形按摩。

（五）潜在并发症：心力衰竭

1. 相关因素

心力衰竭与梗死面积过大、心肌收缩力减弱有关。

2. 主要表现

咳嗽、气短、心悸、发绀，严重者出现肺水肿表现。

3. 护理措施

（1）避免诱发心力衰竭的因素：上呼吸道感染、劳累、情绪激动、感染，不适当的活动。

（2）若突然出现急性左侧心力衰竭，应立即采取急救。

（六）潜在并发症：心源性休克

1. 相关因素

心肌梗死、心排血量减少。

2. 主要表现

血压下降，面色苍白、皮肤湿冷、脉细速、尿少。

3. 护理措施

（1）严密观察患者神志、意识、血压、脉搏、呼吸、尿量等情况并做好记录。

（2）观察患者末梢循环情况，如皮肤温度、湿度、色泽。

（3）注意保暖。

（4）保持输液通畅，并根据患者心率、血压、呼吸及用药情况随时调整滴速。

（七）潜在并发症：心律失常

1. 相关因素

与心肌缺血、缺氧、电解质失衡有关。

2. 主要表现

室性期前收缩、快速型心律失常、缓慢型心律失常。

3. 护理措施

（1）给予心电监护，监测患者心律、心率、血压、脉搏、呼吸及心电图改变，并做好记录。

（2）嘱患者尽量避免诱发心律失常的因素，如情绪激动、烟酒、浓茶、咖啡等。

（3）向患者说明心律失常的临床表现及感受，若出现心悸、胸闷、胸痛、心前区不适等症状，应及时告诉护士。

（4）遵医嘱应用抗心律失常药物，并观察药物疗效及不良反应。

（5）备好各种抢救药物和仪器，如除颤器、起搏器，抗心律失常药及复苏药等。

五、健康指导

（一）心理指导

本病起病急，症状明显，患者因剧烈疼痛而有濒死感，又因担心病情及疾病预后而产生焦虑、紧张等情绪，护士应陪伴在患者身旁，允许患者表达出对死亡的恐惧，如呻吟等，用亲切的态度回答患者提出的问题。向患者解释先进的治疗方法及监护设备的作用。

（二）饮食指导

急性心肌梗死 2 ～ 3 天时以流质为主，每天总热能 500 ～ 800kcal；控制液体量，减轻心脏负担，口服液体量应控制在 1 000mL/d；食用低脂、低胆固醇、低盐、适量蛋白质、高食物纤维食物，脂肪限制在 40g/d 以内，胆固醇应低于 300mg/d；选择容易消化吸收的食物，不宜过热或过冷，保持大便通畅，排便时不可用力过猛；病情稳定 3 天后可逐渐改半流质、低脂饮食，总热能 1 000kcal/d 左右。避免食用辛辣或发酵食物，避免便秘和腹胀。康复期选择低糖、低胆固醇食物，多吃富含维生素和钾的食物，伴有高血压或心力衰竭者应限制钠盐摄入量。

在食物选择方面，心肌梗死急性期主食可选择藕粉、米汤、菜水、去油过筛的肉汤、淡茶水、红枣泥汤；选择低胆固醇及有降脂作用的食物，可食用的有鱼类、鸡蛋清、瘦肉末、嫩碎蔬菜及水果、山楂、香菇、大蒜、洋葱、海鱼、绿豆等。病情好转后改为半流质，可食用浓米汤、厚藕粉、枣泥汤、去油肉绒、鸡绒汤、薄面糊等。病情稳定后，可逐渐进软食，如面条、面片、馄饨、面包、米粉、粥等。恢复期饮食同冠心病饮食。

禁忌食物：凡易胀气、刺激性流质均不宜吃，如豆浆、牛奶、浓茶、咖啡等；忌烟酒及刺激性食物和调味品，限制食盐和味精用量。

（三）作息指导

保证睡眠时间，2 次活动间要充分休息。急性期后 1 ～ 3 天应绝对卧床；第 4 ～ 6 天可在床上做上下肢被动运动；1 周后，无并发症的患者可在床上坐起来活动，每天 3 ～ 5 次，每次 20 分钟，动作宜慢。有并发症者，卧床时间应延长。第 2 周起可逐步开始床边站立、床旁活动、室内活动、个人洗漱等活动，根据患者对运动的反应，逐渐增加活动量。第 2 周后可到走廊行走，第 3 ～ 4 周可试着上下 1 层楼梯。

（四）用药指导

1. 止痛

使用吗啡或哌替啶止痛，配合观察镇静止痛的效果及有无呼吸抑制、脉搏加快。

2. 溶栓治疗

溶栓过程中应配合监测心率、心律、呼吸、血压，注意胸痛情况和皮肤、牙龈、呕吐物及尿液有无出血现象，发现异常应及时报告护士，及时处理。

3. 硝酸酯类药

配合用药时间及用药剂量，使用过程中要注意观察疼痛有无缓解，有无头晕、头痛、血压下降等不良反应。

4. 抑制血小板聚集药物

该类药物宜餐后服，用药期间注意有无胃部不适，有无皮下、牙龈出血，定期检查血小板数量。

（五）行为指导

1. 大便干结时忌用力排便，应用开塞露塞肛或服用缓泻药（如口服酚酞）等方法保持大便通畅。

2. 接受氧气吸入时，要保证氧气吸入的有效浓度，以达到改善缺氧状态的效果，同时注意用氧安全，避免明火。

3. 病情未稳定时忌随意增加活动量，以免加重心脏负担，诱发或加重心肌梗死。

4. 在输液过程中，应遵循护士控制的静脉滴注速度，切忌随意加快输液速度。

5. 当患者严重气急、大汗、端坐呼吸时，应协助患者取坐位或半坐卧位，两腿下垂，有条件者立即吸氧，并应注意用氧安全。

6. 当患者出现心脏骤停时，应积极处理。

7. 指导患者 3 个月后性生活技巧：①选择一天中休息最充分的时刻行房事（早晨最好）；避免温度过高或过低时行房事；避免饭后或酒后行房事。②如需要，可在性生活时吸氧。③如果出现胸部不舒适或呼吸困难，应立即终止。

（六）病情观察指导

注意观察胸痛的性质、部位、程度、持续时间，有无向他处放射；配合监测体温、心率、心律、呼吸、血压及电解质情况，以便及时处理。

（七）出院指导

1. 养成良好的生活习惯，生活规律，作息定时，保证充足的睡眠。病情稳定无并发症的急性心肌梗死患者，6 周后可每天步行、打太极拳，8～12 周可骑车、洗衣等，3～6 个月后可部分或完全恢复工作，但不应继续从事重体力劳动、高空作业等。

2. 注意保暖，适当添加衣服。

3. 饮食宜清淡，避免饱餐，忌烟酒，减肥，防止便秘。

4. 坚持按医嘱服药，随身备硝酸甘油，定期复诊。

5. 心肌梗死出院后的最初 3 个月内不宜坐飞机及单独外出，原则上不过性生活。

第四章　消化内科疾病护理

第一节　贲门失弛缓症

贲门失弛缓症又称贲门痉挛、巨食管，是食管贲门部的神经肌肉功能障碍所致的食管功能性疾病。其主要特征是食管缺乏蠕动，食管下端括约肌（LES）高压和对吞咽动作的松弛反应减弱。食物滞留于食管腔内，逐渐导致伸长和屈曲，可继发食管炎及在此基础上发生癌变，癌变率为 2%～7%。

贲门失弛缓症的病因迄今不明，一般认为是神经肌肉功能障碍所致。其发病与食管肌层内 Auerbach 神经节细胞变性、减少或缺乏以及副交感神经分布缺陷有关，或许与免疫因素有关。

一、临床表现

（一）吞咽困难

无痛性吞咽困难是最常见、最早出现的症状，占 80%～95%。起病症状表现多较缓慢，但亦可较急，多呈间歇性发作，常因情绪波动、发怒、忧虑、惊骇或进食生冷和辛辣等刺激性食物导致。

（二）食物反流和呕吐

发生率可达 90%。呕吐多在进食后 20～30 分钟内发生，可将前一餐或隔夜食物呕出。呕吐物可混有大量黏液和唾液。当并发食管炎、食管溃疡时，反流物可含有血液。患者可因食物反流、误吸而引起反复发作的肺炎、气管炎，甚至支气管扩张或肺脓肿。

（三）疼痛

40%～90%的贲门失弛缓症患者有疼痛的症状，性质不一，可为闷痛、灼痛、针刺痛、割痛或锥痛。疼痛部位多在胸骨后及中、上腹；也可在胸背部、右侧胸部、右胸骨缘以及左季肋部。疼痛发作有时酷似心绞痛，甚至舌下含硝酸甘油片后可缓解。

（四）体重减轻

体重减轻与吞咽困难影响食物的摄取有关。病程长久者可有体重减轻、营养不良和维生素缺乏等表现，而呈恶病质者罕见。

（五）其他

贲门失弛缓症患者偶有食管炎所致的出血。后期，极度扩张的食管可压迫胸腔内器官而产生干咳、气短、发绀和声嘶等。

二、辅助检查

（一）食管钡餐X线造影

吞钡检查见食管扩张、食管蠕动减弱、食管末端狭窄呈鸟嘴状、狭窄部黏膜光滑，这是贲门失弛缓症患者的典型表现。

（二）食管动力学检测

食管下端括约肌高压区的压力常为正常人的2倍以上，吞咽时下段食管和括约肌压力不下降。中、上段食管腔压力亦高于正常。

（三）胃镜检查

胃镜检查可排除器质性狭窄或肿瘤。在内镜下贲门失弛缓症表现如下特点：

1. 大部分患者食管内见残留中到大量的积食，多呈半流质状态覆盖管壁，且黏膜水肿增厚致使失去正常的食管黏膜色泽。

2. 食管体部见扩张，并有不同程度的扭曲变形。

3. 管壁可呈节段性收缩环，似憩室膨出。

4. 贲门狭窄程度不等，直至完全闭锁不能通过。应注意的是，有时检查镜身通过贲门感知阻力不甚明显时易忽视本病。

三、治疗方法

贲门失弛缓症治疗的目的在于降低食管下端括约肌压力，使食管下段松弛，从而解除功能性梗阻，使食物顺利进入胃内。

（一）保守治疗

应对轻度患者解释病情，安定其情绪。通过少食多餐，细嚼慢咽，并服用镇静解痉药物，如钙离子通道阻滞剂，部分患者症状可缓解。为防止患者睡眠时食物溢流入呼吸道，可用高枕或垫高床头。

（二）内镜治疗

随着微创观念的深入，新的医疗技术及设备不断涌现，内镜下治疗贲门失弛缓症得到广泛应用，并取得很多新进展。传统内镜治疗手段主要包括内镜下球囊扩张和支架植入、镜下注射 A 型肉毒杆菌毒素、内镜下微波切开和硬化剂注射治疗等。

（三）手术治疗

对中、重度及传统内镜下治疗效果不佳的患者应行手术治疗。贲门肌层切开术（Heller 手术）仍是目前最常用的式式。可经胸或经腹手术，也可在胸腔镜或者腹腔镜下完成。本病的远期并发症主要是反流性食管炎，故有人主张附加抗反流手术，如胃底包绕食管末端360°（Nissen 手术）、270°（Belsey 手术）、180°（Hill 手术），或将胃底缝合于食管腹段和前壁（Dor 手术）。

经口内镜食管下括约肌切开术切开术（POEM）治疗贲门失弛缓症取得了良好的效果。POEM 手术无皮肤切口，通过内镜切开贲门环形肌层，最大限度地恢复食管的生理功能并减少手术的并发症，术后早期即可进食，95% 的患者术后吞咽困难得到缓解，且反流性食管炎的发生率低。由于 POEM 手术时间短，创伤小，恢复特别快，疗效可靠，因此可能是目前治疗贲门失弛缓症的最佳选择。

四、护理问题

（一）疼痛

与胃酸、大量食物和分泌物长期滞留食管，刺激食管黏膜发生食管炎、食管溃疡以及基底内暴露的神经末梢有关。食管炎症可降低神经末梢的痛阈以及食管黏膜的抗反流防御机制。

（二）营养失调

与吞咽困难、因胸骨后不适惧怕进食有关。

（三）焦虑

与病程长、症状反复、生活质量降低有关。

（四）窒息

与食物难以通过狭窄的贲门、食物积聚发生呕吐、食物反流误入气管有关。

五、护理措施

（一）一般护理

1. 指导患者少量多餐，每 2 ～ 3 小时 1 餐，每餐 200mL，避免食物温度过冷或过热，注意细嚼慢咽，减少食物对食管的刺激。

2. 禁食酸、辣、煎炸、生冷食物，忌烟酒。

3. 告知患者服药及用药方法，常用药物有硝苯地平（心痛定）、异山梨酯、多潘立酮（吗丁啉）、西沙必利等。颗粒药片一定要碾成粉末，加凉开水冲服。

4. 介绍贲门失弛缓症的基本知识，让患者了解疾病的发展过程和预后。

（二）疼痛护理

遵医嘱给予患者硝酸甘油类药物，这类药物有弛缓平滑肌作用，可改善食管的排空。

（三）术前护理

术前使用内镜下球囊扩张治疗贲门失弛缓症。

1. 告知患者球囊扩张治疗不需开刀，痛苦少，改善症状快，费用低。

2. 详细介绍球囊扩张术的操作过程及注意事项。尽可能让患者与已治愈的患者进行咨询、交流，以消除其顾虑、紧张情绪，使其能够主动配合医生操作，达到提高扩张治疗的成功率。

3. 术前 1 天进食流质；术前禁食 12 小时，禁水 4 小时。部分病史较长、食管扩张较严重者需禁食 24 ～ 48 小时。

（四）术后护理

术后使用内镜下球囊扩张治疗贲门失弛缓症。

1. 术后患者应绝对卧床休息，取半卧位或坐位，平卧及睡眠时也要抬高头部 15°～ 30°，防止胃内食物反流。

2. 术后 12 小时内禁食。12 小时后患者若无不适可进温凉流质，术后 3 天进固体食物。

3. 餐后 1 ～ 2 小时内不宜平卧，进食时尽量取坐位。

（五）并发症观察

扩张术的并发症主要有出血、感染、穿孔等。术后应严密监测患者生命体征，密切观察患者胸痛的程度、性质、持续时间。注意观察有无呕吐及呕吐物、粪便的颜色及性质。轻微胸痛及少量黑便一般不需特殊处理，1～3天会自行消失。

（六）饮食指导

1. 扩张术后，患者在恢复胃肠道蠕动后可先口服少许清水进行观察，然后进食半量流质，少食多餐，若无特殊不适，可逐步进全量流质，再过渡到半流质饮食，直至普食。

2. 饮食以易消化、少纤维的软食为宜，细嚼慢咽，并增加水分摄入量，忌进食过多、过饱，避免进食过冷或刺激性食物。

3. 患者进食时，注意观察其是否有咽下困难等进食梗阻症状复发，必要时给予胃动力药或作进一步处理。

（七）出院指导

嘱患者生活起居有规律，避免感染，避免暴饮暴食，少进油腻食物。出院后可进软食1个月，再逐步恢复正常饮食。不穿紧身衣服，保持心情愉快，睡眠时抬高头部。有反酸、胃灼热、吞咽困难等症状随时就诊，定期复查。

第二节　功能性消化不良

功能性消化不良（FD）是临床上最常见的一种功能性胃肠病，是指具有上腹痛、上腹胀、早饱、嗳气、食欲不振、恶心、呕吐等上腹不适症状，经检查排除了引起这些症状的胃肠、肝胆及胰腺等器质性疾病的一组临床综合征，症状可持续或反复发作，病程一般超过1个月或在1年中累计超过12周。

根据临床特点，FD分为三种类型：①运动障碍型，以早饱、食欲不振及腹胀为主。②溃疡型，以上腹痛及反酸为主。③反流样型。

一、临床表现

（一）症状

FD 有上腹痛、上腹胀、早饱、嗳气、食欲不振、恶心、呕吐等症状，常以某一个或某一组症状为主，时间持续或累积 4 周以上，在病程中症状也可发生变化。

FD 起病多缓慢，病程常经年累月，呈持续性或反复发作，不少患者由饮食、精神等因素诱发。部分患者伴有失眠、焦虑、抑郁、头痛、注意力不集中等精神症状。无贫血、消瘦等消耗性疾病表现。

（二）体征

FD 的体征多无特异性，多数患者中上腹有触痛或触之不适感。

二、辅助检查

检查的目的是排除消化道及肝、胆、胰、脾、肾等器质性病变。主要包括：实验室检查，如血尿便常规、肝肾功能、生化常规、血沉等；影像学检查，如 B 超、X 线、CT、磁共振成像（MRI）等；内镜检查。

三、治疗方法

（一）一般治疗

避免烟、酒及服用非甾体抗炎药，养成良好的生活习惯。注意心理治疗，对失眠、焦虑患者适当予以镇静药物。

（二）药物治疗

抑制胃酸分泌药：H_2 受体阻滞剂或质子泵抑制剂，适用于以上腹痛为主要症状的患者。症状缓解后不需要维持治疗。

促胃肠动力药：常用多潘立酮、两沙必利和莫沙必利，以后二者疗效为佳，适用于以上腹胀、早饱、嗳气为主要症状的患者。

胃黏膜保护剂：常用枸橼酸铋钾。

抗幽门螺杆菌治疗：疗效尚不明确，对部分有幽门螺杆菌感染的 FD 患者可能有效，以选用铋剂为主的三联为佳。

镇静剂或抗抑郁药：适用于治疗效果欠佳且伴有明显精神症状的患者，宜从小剂量开始，注意观察药物的不良反应。

四、护理问题

1. 腹痛、腹胀、反酸。

2. 营养失调，低于机体需要量，与消化不良、营养吸收障碍有关。

3. 焦虑，与病情反复、迁延不愈有关。

五、护理措施

（一）心理护理

本病为慢性反复发作疾病，因此，护士应做好心理疏导工作，尽量避免各种刺激及不良情绪，向患者详细讲解疾病的性质，鼓励患者，提高其认知水平，帮助其树立战胜疾病的信心。教会患者稳定情绪，保持心情愉快，培养广泛的兴趣爱好。

（二）合理活动

参加适当的活动，如打太极拳、散步或练习气功等，以促进胃肠蠕动及消化腺的分泌。

（三）用药指导

对于焦虑、失眠的患者可适当给予镇静剂，从小剂量开始使用，严密观察使用镇静剂后的不良反应。

（四）饮食指导

1. 一般护理

FD 患者应避免油腻及刺激性食物，戒烟、戒酒，养成良好的生活习惯，避免暴饮暴食及睡前过量进食；可采取少食多餐的方法；加强体育锻炼；要特别注意保持愉快的心情和良好的心境。

2.预防护理

（1）进餐时应保持轻松的心情，不要囫囵吞食，更不要站着进食或边走边吃。

（2）不要泡饭或和水进食，饭前或饭后不要立即大量饮用液体。

（3）进餐时不要讨论问题或争吵，讨论应在饭后 1 小时以后进行。

（4）不要在进餐时饮酒，进餐后不要立即吸烟。

（5）不要穿着束紧腰部的衣裤就餐。

（6）进餐应定时。

（7）避免暴饮暴食，尤其是辛辣和富含脂肪的饮食。

（8）有条件可在两餐之间喝 1 杯牛奶，避免胃酸过多。

（9）少食过甜、过咸食品，因为食入过多糖果会刺激胃酸分泌。

（10）不要吃过冷或过烫的食物。

第三节　病毒性肝炎

一、概述

（一）概念

病毒性肝炎是由几种不同的嗜肝病毒（肝炎病毒）引起的以肝脏炎症和坏死病变为主的一组感染性疾病。它是法定乙类传染病，具有传染性较强、传播途径复杂、流行面广泛、发病率高等特点。目前已确定的有甲型、乙型、丙型、丁型及戊型病毒性肝炎五种类型，部分乙型、丙型和丁型肝炎患者可演变成慢性，并可发展为肝硬化和原发性肝细胞癌，对人的健康危害甚大。

（二）病原学

甲型肝炎病毒（HAV）属于小 RNA 病毒科的嗜肝病毒属，感染后在肝细胞内复制，随胆汁经肠道排出，对外界抵抗力较强，能耐受 56℃ 30 分钟或室温一周；在干燥粪便中，25℃能存活 30 天；在贝壳类动物、污水、淡水、海水、泥土中能存活数月。这种稳定性对 HAV 通过水和食物传播十分有利。高压蒸汽（121℃，20 分钟）、煮沸 5 分钟、紫外线照射 1 小时可灭活，70% 酒精 25℃ 3 分钟也可有效灭活。

乙型肝炎病毒（HBV）属于嗜肝 DNA 病毒科，在肝细胞内合成后释放入血，还可存在于唾液、精液、阴道分泌物等各种体液中。完整的 HBV 病毒分包膜和核心两部分，包膜含乙肝表面抗原（HBsAg），核心部分含环状双股 DNA、DNA 聚合酶（DNAP）、核心抗原（HBcAg）和 e 抗原（HBeAg），是病毒复制的主体，具有传染性。HBV 抵抗力很强，对高温、低温、干燥、紫外线及一般浓度的消毒剂均能耐受，但煮沸 10 分钟、高压蒸汽消毒、2% 戊二醛、5% 过氧乙酸等可灭活。

丙型肝炎病毒（HCV）属于黄病毒科，为单股正链 RNA 病毒，易发生变异，不易被机体清除，但对有机溶剂敏感，煮沸 5 分钟、氯仿（10% ～ 20%）、甲醛（1 ： 1 000）6 小时、高压蒸汽和紫外线等可灭活。

丁型肝炎病毒（HDV）为一种缺陷的 RNA 病毒，位于细胞核内，其生物周期的完成要依赖乙型肝炎病毒的帮助，因此丁型肝炎不能单独存在，必须在 HBV 存在的条件下才能感染和引起疾病，以 HBsAg 作为病毒外壳，与 HBV 共存时才能复制、表达。

戊型肝炎病毒（HEV）属萼状病毒科，为单股正链 RNA 病毒，感染后在肝细胞内复制，经胆管随粪便排出，发病早期可在感染者的粪便和血液中存在，碱性环境下较稳定，对热氯仿敏感。

（三）发病机制

病毒性肝炎的发病机制较复杂，不同类型的病毒引起疾病的机制也不尽相同。目前认为 HAV 可能通过免疫介导引起肝细胞损伤；HBV 并不直接引起肝细胞损伤,肝细胞损伤主要由病毒诱发的免疫反应引起,HBV 慢性化可能与免疫耐受有关;HCV 引起肝细胞损伤的机制与 HCV 直接致病作用及免疫损伤有关,而 HCV 易慢性化的特点可能与病毒在血中水平低,具有泛嗜性、易变性等有关;复制状态的 HDV 与肝损害关系密切,免疫应答可能是导致肝损害的主要原因;戊型肝炎的发病机制与甲型肝炎相似。

(四)流行病学

1. 传染源

①甲型和戊型肝炎,为急性期患者和亚临床感染者在发病前 2 周至起病后 1 周传染性最强。②乙型、丙型和丁型肝炎为急、慢性患者,亚临床感染者和病毒携带者,其中慢性患者和病毒携带者是主要传染源。乙型肝炎有家庭聚集现象。

2. 传播途径

①粪口传播是甲型和戊型肝炎的主要传播途径。②血液传播、体液传播是乙型、丙型和丁型肝炎的主要传播途径。③母婴传播是乙型肝炎感染的一种重要传播途径。

3. 人群易感性

普遍易感,各型肝炎之间无交叉免疫力。①甲型肝炎:成人抗 -HAV IgG 阳性率达 80%,感染后免疫力可持续终生。②乙型肝炎:我国成人抗 -HBs 阳性率达 50%。③丙型肝炎:抗 HCV 并非保护性抗体。④丁型肝炎:目前仍未发现对 HDV 的保护性抗体。⑤戊型肝炎:普遍易感,尤以孕妇易感性较高,感染后免疫力不持久。

4. 流行特征

甲型肝炎以秋、冬季为发病高峰,戊型肝炎多发生于雨季,其他型肝炎无明显的季节性。我国是乙型肝炎的高发区,一般人群无症状携带者占 10% ~ 15%;丁型肝炎以南美洲、中东地区为高发区,我国以西南地区感染率最高；戊型肝炎主要流行于亚洲和非洲。

二、临床表现

评估时重点询问有无患者家人患病史及与肝炎患者密切接触史；近期有无进食过被污染的水和食物（如水生贝类）；近期有无血液和血制品应用史、血液透析、有创性检查治疗等；有无静脉药物依赖、意外针刺伤、不安全性接触等；是否接种过疫苗。

（一）身体状况

潜伏期：甲型肝炎为 5～45 天，平均为 30 天；乙型肝炎为 30～180 天，平均为 70 天；丙型肝炎为 15～150 天，平均为 50 天；丁型肝炎为 28～140 天，平均为 30 天；戊型肝炎为 10～70 天，平均为 40 天。

1. 症状

甲型和戊型肝炎主要表现为急性肝炎。乙型、丙型和丁型肝炎除表现为急性肝炎外，慢性肝炎更常见。

（1）急性肝炎

急性肝炎又分为急性黄疸性肝炎和急性无黄疸性肝炎。

急性黄疸型肝炎典型的表现分为三期：①黄疸前期，平均5～7天，甲型、戊型肝炎起病较急，乙型、丙型、丁型肝炎起病较缓慢，表现为畏寒、发热、疲乏、全身不适等病毒血症和食欲减退、厌油、恶心、呕吐、腹胀、腹痛、腹泻等消化系统症状，本期快结束时可出现尿黄。②黄疸期，可持续2～6周，黄疸前期的症状逐渐好转，但尿色加深如浓茶样，巩膜和皮肤黄染，约2周达到高峰。部分患者伴有粪便颜色变浅、皮肤瘙痒、心动过缓等肝内阻塞性黄疸的表现。③恢复期平均持续4周，症状逐渐消失，黄疸逐渐减退，肝脾回缩，肝功能逐渐恢复正常。

急性无黄疸性肝炎：较黄疸性肝炎多见，症状也较轻，主要表现为消化道症状，常不易被发现而成为重要的传染源。

（2）慢性肝炎

病程超过半年，称为慢性肝炎，见于乙型、丙型和丁型肝炎。部分患者发病日期不确定或无急性肝炎病史，但临床有慢性肝炎表现，即反复出现疲乏、厌食、恶心、肝区不适等症状，晚期可出现肝硬化和肝外器官损害的表现。

（3）重型肝炎

重型肝炎是肝炎中最严重的一种类型。各型肝炎均可引起，常可因劳累、感染、饮酒、服用肝损药物、妊娠等诱发。预后差，病死率高。

急性重型肝炎：又称暴发性肝炎。起病急，初期表现似急性黄疸性肝炎，10 天内病情迅速进展，出现肝功能衰竭，主要表现为黄疸迅速加深、肝脏进行性缩小、肝臭、出血倾向、腹腔积液、中毒性鼓肠、肝性脑病和肝肾综合征。病程一般不超过 3 周，患者常因肝性脑病、继发感染、出血、肝肾综合征等并发症而死亡。

亚急性重型肝炎：又称亚急性肝坏死。发病 10 天后出现上述表现，易转化为肝硬化。病程多为 3 周至数月。出现肝肾综合征者，提示预后不良。

慢性重型肝炎：在慢性肝炎或肝硬化的基础上发生的重型肝炎，同时具有慢性肝病和重型肝炎的表现。预后差，病死率高。

（4）淤胆型肝炎

淤胆型肝炎是以肝内胆汁淤积为主要表现的一种特殊类型的肝炎，又被称为毛细胆管型肝炎。临床表现类似于急性黄疸性肝炎，有黄疸深、消化道症状轻，同时伴全身皮肤瘙痒、粪便颜色变浅等梗阻性特征。病程较长，可达 2～4 个月或较长时间。

（5）肝炎后肝硬化

在肝炎基础上发展为肝硬化，表现为肝功能异常及门静脉高压症。

2. 体征

（1）急性肝炎

黄疸，肝大、质地软、轻度压痛和叩击痛，部分患者有轻度脾大。

（2）慢性肝炎

肝病面容，肝大、质地中等，伴有蜘蛛痣、肝掌、毛细血管扩张和进行性脾大。

（3）重型肝炎

肝脏缩小、肝臭、腹腔积液等。

三、辅助检查

（一）肝功能检查

1. 血清酶检测

谷氨酸氨基转移酶（ALT）是判定肝细胞损害的重要标志。急性黄疸性肝炎常明显升高；慢性肝炎可持续或反复升高；重型肝炎因大量肝细胞坏死，ALT随黄疸加深反而迅速下降，被称为胆酶分离。此外，部分肝炎患者天门冬氨酸氨基转移酶（AST）、碱性磷酸酶（ALP）、谷氨酰转肽酶（γ-GT）也会升高。

2. 血清蛋白检测

慢性肝病可出现清蛋白下降，球蛋白升高和清蛋白与球蛋白比值下降。

3. 血清和尿胆红素检测

患黄疸性肝炎时，血清直接和非结合胆红素均升高，尿胆原和胆红素明显增加；患淤胆型肝炎时，血清结合胆红素升高，尿胆红素增加，尿胆原减少或呈阴性。

4. 凝血酶原活动度（PTA）检查

PTA与肝损害程度成反比，重型肝炎PTA常小于40%。PTA愈低，预后愈差。

（二）肝炎病毒病原学（标志物）检测

1. 甲型肝炎

血清抗 HAV IgM 阳性提示近期有 HAV 感染，是确诊甲型肝炎最主要的标志物；血清抗 HAV IgG 是保护性抗体，见于甲型肝炎疫苗接种后或既往感染 HAV 的患者。

2. 乙型肝炎

（1）血清病毒标志物的临床意义

乙型肝炎表面抗原（HBsAg）阳性提示为 HBV 感染者，急性感染可自限，慢性感染者 HBsAg 阳性可持续多年，若无临床表现而 HBsAg 阳性持续 6 个月以上为慢性乙型肝炎病毒携带者，本身不具有传染性，但因其常与 HBV 同时存在，常被作为传染性标志之一。

乙型肝炎表面抗体（抗 -HBs）为保护性抗体，阳性表示对 HBV 有免疫力，见于乙型肝炎恢复期、乙肝疫苗接种后或既往感染者。

乙型肝炎 e 抗原（HBeAg）阳性提示 HBV 复制活跃，表明乙型肝炎处于活动期，传染性强，持续阳性则易转为慢性，如转为阴性表示病毒停止复制。

乙型肝炎 e 抗体（抗 -HBe）阳性提示 HBV 大部分被消除，复制减少，传染性减低。急性期即出现阳性则易进展为慢性肝炎，慢性活动性肝炎出现阳性者则可进展为肝硬化。

乙型肝炎核心抗体（抗 HBc），抗 -HBc IgG 阳性提示过去感染或近期低水平感染，抗 -HBc IgM 阳性提示目前有活动性复制。

（2）HBV-DNA 和 DNA 聚合酶检测

HBV-DNA 和 DNA 聚合酶检测阳性提示患者体内有 HBV 复制，传染性强。

3. 丙型肝炎

HCV-RNA 阳性提示有 HCV 病毒感染。抗 -HCV 为非保护性抗体，阳性是 HCV 感染的标志。抗 HCV IgM 阳性提示丙型肝炎急性期，高效价的抗 -HCV IgG 常提示 HCV 的现症感染，而低效价的抗 -HCV IgG 提示患者处于丙型肝炎恢复期。

4. 丁型肝炎

血清或肝组织中的 HDVAg 和 HDV RNA 阳性有确诊意义，抗 -HDV IgG 是现症感染的标志，效价增高提示丁型肝炎慢性化。

5. 戊型肝炎

抗 -HEV IgM 和抗 -HEV IgG 阳性可作为近期 HEV 感染的标志。

四、治疗方法

肝炎目前尚无特效治疗方法，治疗原则为综合治疗，以休息、营养为主，辅以适当的药物。治疗时应避免使用肝脏损害的药物。

1. 急性肝炎

急性肝炎以一般治疗和对症、支持治疗为主，强调早期卧床休息，辅以适当的护肝药物，除急性丙型肝炎的早期可使用干扰素外，一般不主张抗病毒治疗。

2. 慢性肝炎

除了适当休息和营养外，还需要保肝、抗病毒、对症治疗及防治肝纤维化等综合治疗。常用护肝药物有维生素类药物（如 B 族维生素及维生素 C、维生素 E、维生素 K 等）、促进解毒功能的药物（如葡醛内酯、维丙胺等）、促进能量代谢的药物（如肌苷、ATP、辅酶 A 等）、促进蛋白代谢的药物（如肝安）等；抗病毒药物有干扰素、核苷类药物（如拉米夫定、阿德福韦、恩替卡韦等）。

3. 重型肝炎

以支持、对症治疗为基础，促进肝细胞再生，预防和治疗并发症，有条件者可采用人工肝支持系统，争取肝移植。

五、护理问题

1. 活动无耐力，与肝功能受损、能量代谢障碍有关。

2. 营养失调，营养低于机体需要量，与食欲下降、呕吐、腹泻、消化和吸收功能障碍有关。

3. 焦虑，与隔离治疗、病情反复、久治不愈、担心预后等有关。

4. 缺乏肝炎预防和护理知识。

5. 潜在并发症，如肝硬化、肝性脑病、出血、感染、肝肾综合征。

六、护理措施

（一）一般护理

1. 甲型、戊型肝炎患者自发病之日起实行消化道隔离3周，急性乙型肝炎患者实行血液（体液）隔离至 HBsAg 转阴，慢性乙型和丙型肝炎患者按病原携带者管理。

2. 急性肝炎、慢性肝炎活动期、重型肝炎患者均应卧床休息，待症状好转、黄疸减轻、肝功能改善后，逐渐增加活动量，以不感到疲劳为度。

3. 饮食护理，急性期患者应吃清淡、易消化、富含维生素的流质食物，多吃蔬菜和水果，保证足够热量；糖类摄入量为 $250 \sim 400g/d$；蛋白质（以动物蛋白为主）摄入量为 $1.0 \sim 1.5g/（kg \cdot d）$；适当限制脂肪的摄入。患者腹胀时应减少产气食品的摄入，食欲差时可遵医嘱静脉补充葡萄糖、脂肪乳和维生素。患者食欲好转后应少食多餐，避免暴饮暴食。慢性肝炎患者宜适当吃含高蛋白、高热量、高维生素、易消化的食物，蛋白质（以优质蛋白为主）摄入量为 $1.5 \sim 2.0g/（kg \cdot d）$，但应避免长期摄入高糖、高热量食物和饮酒。重型肝炎患者宜进食低盐、低脂高热量、高维生素食物。有肝性脑病倾向者应限制或禁止蛋白质摄入。

（二）病情观察

观察患者消化道症状及黄疸、腹腔积液等的变化和程度；观察患者的生命体征和神志变化，有无并发症的早期表现和危险因素。一旦发现病情变化及时报告医生，积极配合处理。

（三）用药护理

遵医嘱用药，注意观察药物疗效和不良反应。使用干扰素前应向患者及家属解释使用干扰素治疗的目的和不良反应，嘱患者一定要按医嘱用药，不可自行停药或加量。常见的不良反应如下：① 发热反应，一般在最初 3 ～ 5 次注射时发生，以第 1 次注射后的 2 ～ 3 小时最明显，可伴有头痛，肌肉、骨骼酸痛，疲倦无力等，随治疗次数增加而不断减轻。发热时应嘱患者多饮水，卧床休息，必要时对症处理。② 脱发，1/3 ～ 1/2 的患者在治疗中后期出现脱发，停药后可恢复。③ 骨髓抑制，患者会出现白细胞计数减少，若白细胞计数大于 3×10^9/L 应坚持治疗，可遵医嘱给予升白细胞药物；若白细胞计数小于 3×10^9/L 或血小板计数小于 40×10^9/L 可减少干扰素的剂量甚至停药。此外，部分患者会出现胃肠道症状、肝功能损害和神经精神症状，一般对症处理，严重者应停药。

（四）心理护理

护士应向患者和家属解释本病的特点、隔离的意义和预后，鼓励患者多与医护人员、家属、病友等交谈，说出自己心中的感受，给予患者精神上的安慰和支持，耐心解答患者关心的问题。此外，还需与家属取得联系，使其消除对肝炎患者和肝炎传染性的恐惧，安排探视时间，给予患者家庭的温暖和支持，同时积极协助患者取得社会支持。

（五）健康指导

1. 疾病知识指导

向患者及家属宣传病毒性肝炎的家庭护理和自我保健知识，特别是慢性患者和无症状携带者。主要包括以下几点：①正确对待疾病，保持乐观情绪。生活规律，劳逸结合，恢复期患者可参加散步、体操等轻体力活动。肝功能正常 1～3 个月后可恢复日常活动及工作，但应避免过度劳累和重体力劳动。②加强营养，适当增加蛋白质摄入，但要避免长期高热量、高脂肪饮食，戒烟、戒酒。③不滥用保肝药物和其他损害肝脏的药物，如吗啡、苯巴比妥、磺胺药、氯丙嗪等，以免加重肝损害。④实施适当的家庭隔离。患者的食具用品、洗漱用品、美容美发用品、剃须刀等应专用。患者的排泄物、分泌物可用 3% 漂白粉消毒后弃去，防止污染环境。家中密切接触者应进行预防接种。⑤出院后定期复查，HBsAg、HBeAg、HBV DNA 和 HCV RNA 阳性者应禁止献血和从事托幼、餐饮业工作。

2. 疾病预防指导

甲型和戊型肝炎应预防消化道传播，重点加强粪便管理，保护水源，饮用水严格消毒，加强食品卫生和食具消毒。乙型、丙型、丁型肝炎重点防止血液和体液传播，做好血源监测，凡接受输血、应用血制品、大手术等的人，定期检测肝功能及肝炎病毒标志物。推广应用一次性注射用具，重复使用的医疗器械要严格消毒。个人生活用具应专用，接触患者后用肥皂和流动水洗手。

3. 易感人群指导

甲型肝炎易感者可接种甲型肝炎疫苗，接触者可在 10 天内注射人血清免疫球蛋白以防止发病。医护人员、血液透析者、HBsAg 阳性患者的配偶和抗 HBs 均阴性的易感人群及未受 HBV 感染的对象可接种乙型肝炎疫苗。母亲为 HBsAg 阳性的新生儿应在出生后立即注射乙肝免疫球蛋白，2 周后接种乙肝疫苗。乙肝疫苗需接种 3 次（分别于出生 0、1、6 个月接种），接种后若抗 -HBs 大于 10IU/L，则显示已有保护作用，保护期为 3～5 年。

第五章 神经内科疾病护理

第一节 短暂性脑缺血发作

短暂性脑缺血发作（TIA）是由局部脑、脊髓或视网膜缺血导致的短暂的可逆的神经功能障碍。TIA临床症状一般持续10～15分钟，多在1小时内，不超过24小时，不遗留神经功能缺损症状和体征，结构性影像学（CT、MRI）检查无责任病灶。TIA好发于50～70岁，男性多于女性，患者多伴有高血压、动脉粥样硬化、糖尿病或高脂血症等脑血管病的危险因素。

一、临床表现

TIA起病突然，历时短暂，症状和体征出现后迅速达高峰，持续时间为数秒至数分钟、数小时，24小时内完全恢复正常且无后遗症。患者的局灶性神经功能缺失症状常按一定的血管支配区而反复刻板地出现，多则一日数次，少则数周、数月甚至数年才发作一次，椎基底动脉系统TIA发作较频繁。根据受累的血管不同，临床上将TIA分为两大类：颈内动脉系统TIA和椎基底动脉系统TIA。

（一）颈内动脉系统TIA

TIA症状多样，以大脑中动脉支配区TIA最常见。常见的症状可有患侧上肢和（或）下肢无力、麻木、感觉减退或消失，亦可有失语、失读、失算、书写障碍，偏盲较少见，瘫痪通常以上肢和面部较重。短暂的单眼失明是颈内动脉分支眼动脉缺血的特征性症状，为颈内动脉系统 TIA 所特有。如果发作性偏瘫伴有瘫痪对侧的短暂单眼失明或视觉障碍，则临床上可诊断为失明侧颈内动脉短暂性脑缺血发作。上述症状可单独或合并出现。

（二）椎基底动脉系统 TIA

有时仅表现为头昏、视物模糊、走路不稳等含糊症状，难以诊断，局灶性症状以眩晕最为常见，一般不伴有明显的耳鸣。若有脑干、小脑受累的症状，如复视、构音障碍、吞咽困难、交叉性或双侧肢体瘫痪等感觉障碍、共济失调，则诊断较为明确，大脑后动脉供血不足可表现为皮质性盲和视野缺损。倾倒发作为椎基底动脉系统 TIA 所特有，患者因突然双下肢失去张力而跌倒在地，而无可觉察的意识障碍，患者可即刻站起，此乃双侧脑干网状结构缺血所致。枕后部头痛，猝倒，特别是在急剧转动头部或上肢运动后发作。上述症状均提示椎基底动脉系供血不足并有颈椎病、锁骨下动脉盗血征等存在的可能。

（三）共同症状

症状既可见于颈内动脉系统，亦可见于椎基底动脉系统。这些症状包括构音困难、同向偏盲等。发作时单独表现为眩晕（伴或不伴恶心、呕吐）、构音困难、吞咽困难、复视，最好不要轻易诊断为 TIA，应结合其他临床检查寻找确切的病因。上述两种以上症状合并出现，或交叉性麻痹伴运动、感觉、视觉障碍及共济失调，即可诊断为椎基底动脉系统 TIA。

（四）发作时间

TIA 的时限短暂，持续 15 分钟以下，一般不超过 30 分钟，少数也可达 12 ~ 24 小时。

二、辅助检查

1. CT 和 MRI 检查，多数无阳性发现。恢复几天后，MRI 可有缺血改变。

2. TCD 检查，了解有无血管狭窄及动脉硬化程度。椎基底动脉供血不足（VBI）患者早期发现脑血流量异常。

3. 单光子发射计算机断层显像（SPECT）检查，脑血流灌注显像可显示血流灌注减低区。发作和缓解期均可发现异常。

4. 血生化检查或流变学检查等。

三、诊断

短暂性脑缺血发作的诊断主要依据患者和家属提供的病史，而无客观检查的直接证据。临床诊断要点如下：

1. 突然的、短暂的局灶性神经功能缺失发作，在 24 小时内完全恢复正常。

2. 临床表现完全可用单一脑动脉病变解释。

3. 发作间歇期无神经系统体征。

4. 常有反复发作史，临床症状常刻板地出现。

5. 起病年龄大多在 50 岁以上，有动脉粥样硬化症。

6. 脑部 CT 或 MRI 检查排除其他脑部疾病。

四、治疗方法

（一）病因治疗

对病因明显的患者，应针对病因进行积极治疗，如控制高血压、糖尿病、高脂血症，治疗颈椎病、心律失常、血液系统疾病，等等。

（二）抗血小板聚集治疗

抗血小板聚集剂可减少微栓子的发生，预防复发，常用药物有阿司匹林和噻氯匹定（抵克立得）。

（三）抗凝治疗

抗凝治疗适用于发作次数多，症状较重，持续时间长，且每次发作症状逐渐加重，又无明显禁忌证的患者，常用药物有肝素、低分子量肝素和华法林。

（四）危险因素的干预

控制高血压、糖尿病；治疗冠状动脉性疾病和心律不齐、充血性心力衰竭、瓣膜性心脏病；控制高脂血症；停用口服避孕药；停止吸烟；减少饮酒。

（五）手术治疗

如颈动脉狭窄超过 70% 或药物治疗效果较差，反复发作者可进行颈动脉内膜剥脱术或者血管内支架及血管成形术。

（六）其他治疗

还可给予钙通道阻滞剂（如尼莫地平、氟桂利嗪）、脑保护治疗和中医中药（如丹参、川芎、红花、血栓通等）治疗。

五、护理评估

（一）健康史

1. 了解既往史和用药情况

①了解患者既往是否有原发性高血压、心脏病、高脂血症及糖尿病病史，因为临床上 TIA 患者常伴有高血压、动脉粥样硬化、糖尿病或有心脏病病史。②了解患者既往和目前的用药情况，患者的血压、血糖、血脂等各项指标是否控制在正常范围之内。

2. 了解患者的饮食习惯及家族史

①了解患者是否肥胖、吸烟、酗酒，是否偏食、嗜食，是否长期摄入高胆固醇饮食，因为长期高胆固醇饮食常使血管发生动脉粥样硬化。

②了解患者长辈及亲属有无脑血管病的患病情况。

（二）身体状况

第一，询问患者的起病形式与发作情况，是否症状突然发作、持续时间是否短暂，是否反复发作，且每次发作出现的症状基本相同。

第二，评估有无神经功能缺失：①检查有无肢体乏力或偏瘫、偏身感觉，因为大脑中动脉供血区缺血可致对侧肢体无力或轻偏瘫、偏身麻木或感觉减退。②有无一过性单眼黑矇或失明、复视等视力障碍，以评估脑缺血的部位。颈内动脉分支眼动脉缺血可致一过性单眼盲，中脑或脑桥缺血可出现复视和眼外肌麻痹，双侧大脑后动脉距状支缺血因视皮质受累可致双眼视力障碍（暂时性皮质盲）。③有无跌倒和意识丧失，下部脑干网状结构缺血可致患者因下肢突然失去张力而跌倒，但意识清醒。④询问患者起病的时间、地点及发病过程，以了解患者记忆力、定向力、理解力是否正常，因为大脑后动脉缺血累及边缘系统时，患者可出现短时间记忆丧失，常持续数分钟至数十分钟，伴有对时间、地点的定向障碍，但谈话、书写和计算能力仍保持。⑤观察患者进食时有无吞咽困难，有无失语。因为脑干缺血所致延髓性麻痹或假性延髓性麻痹时，患者可出现吞咽障碍、构音不清，优势半球受累可出现失语症。⑥观察患者有无步态不稳的情况，因为椎基底动脉缺血导致小脑功能障碍可出现共济失调、步态不稳。

（三）心理及社会状况

评估患者是否因突然发病或反复发病而产生紧张、焦虑和恐惧的心理，或者患者因缺乏相关知识而麻痹大意。

六、护理问题

1. 肢体麻木、无力，由神经功能缺失所致。

2. 潜在并发症：脑梗死。

七、护理措施

（一）一般护理

发作时需卧床休息，注意枕头不宜太高，以 15～25cm 为宜，以免影响头部的血液供应；转动头部时动作宜轻柔、缓慢，防止颈部活动过度诱发 TIA；平时应适当运动或体育锻炼，注意劳逸结合，保证充足睡眠。

（二）饮食护理

指导患者进食低盐低脂、清淡、易消化、富含蛋白质和维生素的食物，多吃蔬菜、水果，戒烟酒，忌辛辣油炸食物和暴饮暴食，避免过度饥饿。并发糖尿病的患者还应限制糖的摄入，严格执行糖尿病饮食。

（三）症状护理

对于肢体乏力或轻偏瘫等步态不稳的患者，应注意保持周围环境安全，移开障碍物，以防患者跌倒；教会患者使用扶手等辅助设施；对有一过性失明或跌倒发作的患者，如厕、沐浴或外出活动时应有防护措施。

有吞咽障碍的患者进食时宜取坐位或半坐位，喂食速度宜缓慢，药物宜压碎，以利吞咽，并积极做好吞咽功能的康复训练。

对于有构音不清或失语症的患者，护士在实施治疗和护理活动过程中，注意言行不要有损患者自尊，鼓励患者用有效的表达方式进行沟通，表达自己的需要，并指导患者积极进行语言康复训练。

（四）用药护理

详细告知患者药物的作用机制、不良反应及用药注意事项，并注意观察药物疗效情况。

（五）心理护理

帮助患者了解本病治疗与预后的关系，消除患者的紧张、恐惧心理，保持乐观心态，积极配合治疗，并自觉改变不良生活方式，养成良好的生活习惯。

（六）安全护理

1. 使用警示牌（如"小心跌倒""防止坠床"）提示患者，贴于床头呼吸带处。

2. 患者如厕、沐浴及在楼道内行走需有人陪伴，穿防滑鞋；卫生员清洁地面后及时提示患者。

3. 呼叫器置于患者床头，告知患者出现头晕、肢体无力等症状要及时通知护士。

八、健康教育

1. 保持心情愉快、情绪稳定，避免精神紧张和过度疲劳。

2. 指导患者了解肥胖、吸烟、酗酒及饮食因素与脑血管病的关系，改变不合理的饮食习惯，选择低盐、低脂、含充足蛋白质和丰富维生素的食物。少食甜食、限制钠盐，戒烟酒。

3. 生活起居有规律，养成良好的生活习惯，坚持适度运动和锻炼，注意劳逸结合，经常发作的患者应避免重体力劳动，尽量不要单独外出。

4. 按医嘱正确服药，积极治疗高血压、动脉硬化、心脏病、糖尿病、高脂血症和肥胖症，定期监测凝血功能。

5. 定期门诊复查，出现肢体麻木乏力、眩晕、复视或突然跌倒时应随时就医。

第二节 脑梗死

脑梗死是指各种原因所致脑部血液供应障碍，导致局部脑组织缺血、缺氧性坏死软化而出现相应神经功能缺损的一类临床综合征。脑梗死又称缺血性脑卒中，包括动脉粥样硬化性血栓性脑梗死、脑栓塞和腔隙性脑梗死等。脑梗死是脑卒中最常见的类型，约占 70% ～ 80%。好发于60 岁以上的老年人，男女无明显差异。

脑梗死的基本病因为动脉粥样硬化，并在此基础上形成血栓，导致血液供应区域和邻近区域的脑组织血供障碍，引起局部脑组织软化、坏死；其他病因为血液成分改变和血流动力学改变等。本病常在静息或睡眠中起病，突然出现偏瘫、感觉障碍、失语、吞咽障碍和意识障碍等。本病预后与梗死的部位、疾病轻重程度以及救治情况有关。病情轻、救治及时，能尽早获得充分的侧支循环，则患者可以基本治愈，不留后遗症；重症患者，因受损部位累及重要的中枢，侧支循环不能及时建立，则患者常常留有失语、偏瘫等后遗症；更为严重者，常可危及生命。

一、动脉粥样硬化性血栓性脑梗死

（一）病因

血栓性脑梗死最常见病因为动脉粥样硬化，其次为高血压、糖尿病和血脂异常，另外，各种性质的动脉炎、高半胱氨酸血症、血液异常或血流动力学异常也可视为脑血栓形成的病因。

（二）临床表现

中老年患者多见，常于静息状态或睡眠中起病，约 1/3 患者的前驱症状表现为反复出现 TIA。动脉血栓形成部位不同会出现不同的临床表现。

1. 颈内动脉形成血栓

病灶侧单眼一过性黑蒙，偶可为永久性视物障碍（因眼动脉缺血）或病灶侧霍纳综合征（又称 Horner 征，因颈上交感神经节后纤维受损）；颈动脉搏动减弱，眼或颈部血管杂音；对侧偏瘫、偏身感觉障碍和偏盲等（大脑中动脉或大脑中、前动脉缺血）；主侧半球受累可有失语症，非主侧半球受累可出现体象障碍；亦可出现晕厥或痴呆。

2. 大脑中动脉形成血栓

（1）主干闭塞

①三偏症状，病灶对侧中枢性面舌瘫及偏瘫、偏身感觉障碍和偏盲或象限盲，上下肢瘫痪程度基本相等。②可有不同程度的意识障碍。③主侧半球受累可出现失语症，非主侧半球受累可见体象障碍。

（2）皮质支闭塞

①上分支包括至眶额部、额部、中央回、前中央回及顶前部的分支，闭塞时可出现病灶对侧偏瘫和感觉缺失，面部及上肢重于下肢，运动性失语（又称 Broca 失语，主侧半球）和体象障碍（非主侧半球）。②下分支包括至颞极及颞枕部，颞叶前、中、后部的分支，闭塞时常出现感觉性失语（又称 Wernicke 失语）、命名性失语和行为障碍等，而无偏瘫。

（3）深穿支闭塞

①对侧中枢性上下肢均等性偏瘫，可伴有面舌瘫。②对侧偏身感觉障碍，有时可伴有对侧同向性偏盲。③主侧半球病变可出现皮质下失语。

3. 大脑前动脉形成血栓

（1）主干闭塞

主干闭塞如发生于前交通动脉之前，因对侧代偿可无任何症状。如发生于前交通动脉之后可有以下症状：①对侧中枢性面舌瘫及偏瘫，以面舌瘫及下肢瘫为重，可伴轻度感觉障碍。②尿潴留或尿急（旁中央小叶受损）。③精神障碍，如淡漠、反应迟钝、欣快、始动障碍和缄默等（额极与胼胝体受累），常有强握与吸吮反射（额叶病变）。④主侧半球病变可见上肢失用，亦可出现 Broca 失语。

（2）皮质支闭塞

①对侧下肢远端为主的中枢性瘫，可伴感觉障碍（胼周和胼缘动脉闭塞）。②对侧肢体短暂性共济失调、强握反射及精神症状（眶动脉及额极动脉闭塞）。

4. 大脑后动脉形成血栓

（1）主干闭塞

对侧偏盲、偏瘫及偏身感觉障碍（较轻），丘脑综合征，主侧半球病变可有失读症。

（2）皮质支闭塞

①因侧支循环丰富而很少出现症状，仔细检查可见对侧同向性偏盲或象限盲，而黄斑视力保存（黄斑回避现象）；双侧病变可有皮质盲。②主侧颞下动脉闭塞可见视觉失认及颜色失认。③顶枕动脉闭塞可见对侧偏盲，可有不定型的光幻觉痫性发作，主侧病损可有命名性失语；矩状动脉闭塞可出现对侧偏盲或象限盲。

（3）深穿支闭塞

①丘脑穿通动脉闭塞可产生红核丘脑综合征，病侧小脑性共济失调、意向性震颤、舞蹈样不自主运动，对侧感觉障碍。②丘脑膝状体动脉闭塞可见丘脑综合征，对侧感觉障碍，深感觉为主，以及自发性疼痛、感觉过度、轻偏瘫，共济失调和不自主运动，可有舞蹈、手足徐动症和震颤等锥体外系症状。③中脑支闭塞可出现韦伯综合征（Weber syndrome），同侧动眼神经麻痹，对侧中枢性偏瘫；或贝内迪克特综合征（Benedikt syndrome），同侧动眼神经麻痹，对侧不自主运动。

（4）后脉络膜动脉闭塞

后脉络膜动脉闭塞罕见，主要表现为对侧象限盲。

5. 基底动脉形成血栓

（1）主干闭塞

主干闭塞常引起脑干广泛梗死，出现脑神经、锥体束及小脑症状，如眩晕、呕吐、共济失调、瞳孔缩小、四肢瘫痪、肺水肿、消化道出血、昏迷、高热等，患者常因病情危重死亡。

（2）基底动脉尖综合征

基底动脉尖端分出两对动脉，即小脑上动脉和大脑后动脉，其分支供应中脑、丘脑、小脑上部、额叶内侧及枕叶，故可出现以中脑病损为主要表现的一组临床综合征。临床表现为：①眼动障碍及瞳孔异常，一侧或双侧动眼神经部分或完全麻痹、眼球上视不能（上丘受累）及一个半综合征，瞳孔对光反射迟钝而调节反应存在（顶盖前区病损）。②意识障碍，一过性或持续数天，或反复发作（中脑或丘脑网状激活系统受累）。③对侧偏盲或皮质盲。④严重记忆障碍（颞叶内侧受累）。

（3）其他

中脑支闭塞出现可 Weber 综合征（动眼神经交叉瘫）、Benedikt 综合征（同侧动眼神经麻痹、对侧不自主运动）；脑桥支闭塞可出现米亚尔 - 居布勒综合征（Millard-Gubler syndrome，外展、面神经麻痹，对侧肢体瘫痪）、福维尔综合征（Foville syndrome，同侧凝视麻痹、周围性面瘫，对侧偏瘫）。

6. 椎动脉形成血栓

若双侧椎动脉粗细差别不大，当一侧闭塞时，因对侧供血代偿，所以多不出现明显症状。当双侧椎动脉粗细差别较大时，优势侧闭塞多表现为小脑后下动脉闭塞综合征，主要表现为：①眩晕、呕吐、眼球震颤（前庭神经核受损）。②交叉性感觉障碍（三叉神经脊束核及对侧交叉的脊髓丘脑束受损）。③同侧 Horner 综合征（交感神经下行纤维受损）。④吞咽困难和声音嘶哑（舌咽、迷走神经受损）。⑤同侧小脑性共济失调（绳状体或小脑受损）。由于小脑后下动脉的解剖变异较大，临床常有不典型的临床表现。

（三）辅助检查

1. 血液检查

包括血象、血流变、血糖、血脂、肾功能、凝血功能等。这些检查有助于发现脑梗死的危险因素并对病因进行鉴别。

2．头颅 CT 检查

这是最常用的检查。脑梗死发病 24 小时内一般无影像学改变，24 小时后梗死区呈低密度影像。发病后尽快进行 CT 检查，有助于鉴别早期脑梗死与脑出血。CT 难以检出脑干和小脑梗死及较小梗死灶。

3．MRI 检查

与 CT 相比，此检查可以发现脑干、小脑梗死及小灶梗死。功能性 MRI，如弥散加权成像（DWI），可以早期（发病 2 小时以内）显示缺血组织的部位、范围，甚至可显示皮质下、脑干和小脑的小梗死灶，诊断早期梗死的敏感性为 88% ～ 100%，特异性达 95% ～ 100%。

4．血管造影检查

数字减影血管造影（DSA）和磁共振血管成像（MRA）可以发现血管狭窄、闭塞和其他血管病变，如动脉炎、动脉瘤和动静脉畸形等。其中 DSA 是脑血管病变检查的金标准，但因对人体有创且检查费用高、技术条件要求高，临床不作为常规检查项目。

5．经颅多普勒超声（TCD）

TCD 对评估颅内外血管狭窄、闭塞、血管痉挛或侧支循环建立的程度有帮助。用于溶栓治疗监测对判断预后有参考意义。

（四）诊断

本病根据以下临床特点可明确诊断：

1．中老年患者存在动脉粥样硬化、高血压、高血糖等脑卒中的危险因素。

2．静息状态下或睡眠中起病，病前有反复的 TIA 发作史。

3．偏瘫、失语、感觉障碍等局灶性神经功能缺损的症状和体征在数小时或数日内达高峰，多无意识障碍。

4．结合 CT 或 MRI 可明确诊断。应注意与脑栓塞和脑出血等疾病相区别。

（五）治疗方法

实行分期、分型的个体化治疗。

1. 超早期溶栓治疗

包括静脉溶栓治疗和动脉溶栓治疗。静脉溶栓操作简便，准备快捷，费用低廉。动脉溶栓因需要专门设备、准备时间长、费用高而受到限制，其优点是溶栓药物用药剂量小，出血风险比静脉溶栓低。

2. 脑保护治疗

可使用尼莫地平、吡拉西坦、维生素 E 及其他自由基清除剂。

3. 其他治疗

超早期治疗时间窗过后或不适合溶栓的患者，可采用降纤、抗凝、抗血小板凝聚、扩血管、扩容药物，中医药、各种脑保护剂治疗，并及早开始康复训练。

（六）护理评估

1. 健康史

（1）了解既往史和用药情况

①询问患者的身体状况，了解患者既往有无脑动脉硬化、原发性高血压、高脂血症及糖尿病病史。②询问患者是否进行过治疗，目前用药情况如何，是否按医嘱正确服用降压、降糖、降脂及抗凝药物。

（2）询问患者的起病情况

① 了解患者的起病时间和起病形式。② 询问患者有无明显的头晕、头痛等前驱症状。③ 询问患者有无眩晕、恶心、呕吐等伴随症状，如有呕吐，了解是使劲呕出还是难以控制地喷出。

（3）了解患者的生活方式和饮食习惯

①询问患者的饮食习惯，有无偏食、嗜食爱好，是否喜食腊味、肥肉、动物内脏等，是否长期摄入高盐、高胆固醇饮食。②询问患者有无烟酒嗜好及家族中有无类似疾病史或卒中、原发性高血压病史。

2. 身体状况

（1）观察患者神志、瞳孔和生命体征情况

①观察患者神志是否清楚，有无意识障碍。②观察患者瞳孔大小及对光反射是否正常。③观察患者生命体征，起病初始体温、脉搏、呼吸一般正常，病变范围较大或脑干受累时可见呼吸不规则等。

（2）评估患者有无神经功能受损

①观察患者有无精神、情感障碍。②询问患者双眼能否看清眼前的物品，了解有无眼球运动受限、眼球震颤及眼睑闭合不全，视野有无缺损。③观察患者有无口角㖞斜或鼻唇沟变浅，检查伸舌是否居中。④观察患者有无言语障碍、饮水反呛等。⑤检查患者四肢肌力、肌张力情况，了解有无肢体活动障碍、步态不稳及肌萎缩。⑥检查患者有无感觉障碍。⑦观察患者有无尿便障碍。

3. 心理及社会状况

观察患者是否存在因疾病所致的焦虑等心理问题；了解患者和家属对本病发生的相关因素、治疗和护理方法、预后、如何预防复发等知识的认知程度；了解患者的家庭条件与经济状况及家属对患者的关心和支持度。

（七）护理问题

1. 躯体活动障碍，与运动中枢损害致肢体瘫痪有关。

2. 语言沟通障碍，与语言中枢损害有关。

3. 吞咽障碍，与意识障碍或延髓麻痹有关。

4. 有出现失用综合征的危险，与意识障碍、偏瘫所致长期卧床有关。

5. 焦虑、抑郁，与瘫痪、失语、缺少社会支持及担心疾病预后有关。

6. 缺乏疾病治疗、护理、康复和预防复发的相关知识。

（八）护理措施

1. 一般护理

急性期不宜抬高患者床头，宜取头低位或放平床头，以改善头部的血液供应；恢复期患者的枕头也不宜太高，患者可自由采取舒适的主动体位；应注意患者肢体位置的正确摆放，指导和协助家属被动运动和按摩患者的患侧肢体，鼓励和指导患者主动进行有计划的肢体功能锻炼，如指导和督促患者进行 Bobath 握手和桥式运动，要做到运动适度、方法得当，防止因运动过度而造成肌腱牵拉伤。

2. 生活护理

卧床患者应保持床单位整洁和皮肤清洁，预防压疮的发生。尿便失禁的患者，应用温水擦洗其臀部、肛周和会阴部皮肤，更换干净衣服和被褥，必要时洒肤疾散类粉剂或涂油膏以保护局部皮肤黏膜，防止出现湿疹和破损；对尿失禁的男患者可考虑使用体外导尿，如用接尿套连接引流袋等；留置导尿管的患者，应每日更换引流袋，接头处要避免反复打开，以免造成逆行感染，每 4 小时松开开关，定时排尿，促进膀胱功能恢复，并注意观察尿量、颜色、性质是否有改变，发现异常及时报告医生处理。

3. 饮食护理

饮食以低脂、低胆固醇、低盐（高血压者）、适量糖类、丰富维生素为原则。少食肥肉、猪油、奶油、蛋黄、带鱼、动物内脏及甜食等；多吃瘦肉、鱼虾、豆制品、新鲜蔬菜、水果和含碘食物，提倡食用植物油。戒烟酒。

对于有吞咽困难的患者，药物和食物宜压碎，以利吞咽；教会患者用吸管饮水，以减轻或避免饮水呛咳；进食时宜取坐位或半坐位，给予糊状食物，从健侧缓慢喂入；必要时鼻饲流质，并按鼻饲要求做好相关护理。

4. 安全护理

对于有意识障碍和躁动不安的患者，床铺应加护栏，以防其坠床，必要时使用约束带加以约束。对于步行困难、步态不稳等有运动障碍的患者，应注意其活动时的安全保护，如地面保持干燥平整，防湿防滑，并注意清除患者周围环境中的障碍物，以防其跌倒；通道和卫生间等患者活动的场所均应设置扶手；患者如厕、沐浴、外出时需有人陪护。

5. 用药护理

告知患者药物的作用与用法，注意观察药物的疗效与不良反应，发现异常情况，及时报告医生处理。

（1）使用溶栓药物进行早期溶栓治疗需经 CT 扫描证实无出血灶，患者无出血。使用低分子量肝素、巴曲酶、降纤酶、尿激酶等药物治疗时可发生变态反应及有出血倾向，用药前应按药物要求做好皮肤过敏试验，检查患者凝血机制，使用过程中应定期查血象和注意观察有无出血倾向，发现皮疹、皮下瘀斑、牙龈出血或女患者经期延长等应立即报告医生处理。

（2）卡荣针扩血管作用强，需缓慢静脉滴注，应 6～8 滴/分，100mL 液体通常需 4～6 小时滴完。如果输液速度过快，极易引起面部潮红、头晕、头痛，以及血压下降等不良反应。前列腺素 E 滴速为 10～20 滴/分，必要时加利多卡因 0.1g 同时静脉滴注，可以减轻前列腺素 E 对血管的刺激，如滴注速度过快，则可导致患者头痛、穿刺局部疼痛、皮肤发红，甚至发生条索状静脉炎。葛根素连续使用时间不宜过长，以 7～10 天为宜。因据报道此药连续使用时间过长，易出现发热、寒战、皮疹等超敏反应，故使用过程中应注意观察患者有无上述不适。

（3）使用甘露醇脱水降颅内压时，需快速静脉滴注，常在 15～20 分钟内滴完，必要时还需加压快速滴注。滴注前需确定针头在血管内，因为该药漏在皮下可引起局部组织坏死。甘露醇的连续使用时间不宜过长，因为长期使用可致肾功能损害和低血钾，故应定期检查肾功能和电解质。

（4）右旋糖酐 40 可出现超敏反应，使用过程中应注意观察患者有无恶心、面色苍白、血压下降和意识障碍等不良反应，发现异常应及时通知医生并积极配合抢救。必要时，可于使用前取本药 0.1mL 做过敏试验。

6. 心理护理

疾病早期，患者常因突然出现瘫痪、失语等产生焦虑、情感脆弱、易激惹等情感障碍；疾病后期，患者则因遗留症状或生活自理能力降低而形成悲观抑郁、痛苦绝望等不良心理。应针对患者不同时期的心理反应予以心理疏导和心理支持，关心患者的生活，尊重他们的人格，耐心告知他们病情、治疗方法及预后，鼓励他们克服焦虑或抑郁心理，保持乐观心态，积极配合治疗，争取达到最佳康复水平。

（九）健康教育

1. 保持正常心态和有规律的生活，克服不良嗜好，合理饮食。

2. 康复训练要循序渐进，持之以恒，要尽可能做些力所能及的家务，日常活动不要依赖他人。

3. 积极防治原发性高血压、糖尿病、高脂血症、心脏病。原发性高血压患者服用降压药时，要定时服药，不可擅自服用多种降压药或停药、换药，防止血压骤降骤升；使用降糖、降脂药物时，也需按医嘱定时服药。

4. 定期门诊复查，检查血压、血糖、血脂、心脏功能，智力、瘫痪肢体、语言的恢复情况，并在医生的指导下继续用药和进行康复训练。

5. 如果出现头晕、头痛、视物模糊、言语不利、肢体麻木、乏力、步态不稳等症状，请随时就医。

二、脑栓塞

脑栓塞是各种栓子随血流进入颅内动脉使血管腔急性闭塞，引起相应供血区脑组织坏死及功能障碍。根据栓子来源可分为：①心源性脑栓塞，占总数的 60%～75%，常见病因为慢性心房纤颤、风湿性心瓣膜病等。②非心源性脑栓塞，如动脉粥样硬化斑块脱落、肺静脉血栓、脂肪栓、气栓、脓栓等。③来源不明，约 30% 的脑栓塞不能明确原因。

（一）临床表现

脑栓塞的临床表现特点如下：

1. 可发生于任何年龄，以青壮年多见。

2. 多在活动中发病，发病急骤，数秒至数分钟达高峰。

3. 多表现为完全性卒中，意识清醒或轻度意识障碍；栓塞血管多为主干动脉，大脑中动脉、基底动脉尖常见。

4. 易继发出血。

5. 前循环的脑栓塞占 4/5，表现为偏瘫、偏身感觉障碍、失语或局灶性癫痫发作等。

6. 后循环的脑栓塞占 1/5，表现为眩晕、复视、交叉瘫或四肢瘫、共济失调、饮水呛咳及构音障碍等。

（二）辅助检查

1. 头颅 CT 检查

CT 检查可显示脑栓塞的部位和范围，在发病后 24 ～ 48 小时内可见病变部位呈低密度影像。发生出血性梗死时，在低密度梗死区可见 1 个或多个高密度影像。

2. 脑脊液检查

大面积梗死脑脊液压力增高，如非必要，应尽量避免此检查。亚急性感染性心内膜炎所致脑梗死，脑脊液含细菌栓子，白细胞增多；脂肪栓塞所致脑梗死，脑脊液可见脂肪球；出血性梗死，脑脊液呈血性或镜检可见红细胞。

3. 其他检查

应常规进行心电图、胸部 X 线和超声心动图检查。疑为感染性心内膜炎时，应进行血象和细菌培养等检查。心电图检查可作为确定心律失常的依据，并协助诊断心肌梗死；超声心动图检查有助于证实是否存在心源性栓子。

（三）诊断

患者既往有风湿性心脏病、心房颤动及大动脉粥样硬化、严重骨折等病史，突发偏瘫、失语等局灶性神经功能缺损，症状在数秒至数分钟内达高峰，即可做出临床诊断。头颅 CT 和 MRI 检查可确定栓塞的部位、数量及是否伴发出血，有助于明确诊断。应注意与脑血栓形成和脑出血等相区别。

（四）治疗方法

1. 原发病治疗

积极治疗引起栓子产生的原发病，如风湿性心脏病、颈动脉粥样硬化斑块、长骨骨折等，给予对症处理。心脏瓣膜病的介入和手术治疗、感染性心内膜炎的抗生素治疗和控制心律失常等，可消除栓子来源，防止复发。

2. 脑栓塞治疗

脑栓塞治疗与脑血栓形成的治疗相同，包括急性期的综合治疗，尽可能恢复脑部血液循环，进行物理治疗和康复治疗等。因本病易并发脑出血，所以溶栓治疗应严格掌握适应证。

（1）心源性栓塞

因心源性脑栓塞容易再复发，所以，急性期患者应卧床休息数周，避免活动量过大，减少再发的危险。

（2）感染性栓塞

感染性栓塞应用足量有效的抗生素，禁行溶栓或抗凝治疗，以防感染在颅内扩散。

（3）脂肪栓塞

应用肝素、低分子右旋糖酐、5%NaHCO$_3$及脂溶剂（如酒精溶液）

等静脉点滴溶解脂肪。

（4）空气栓塞

指导患者采取头低左侧卧位，进行高压氧治疗。

3. 抗凝和抗血小板聚集治疗

应用肝素、华法林、阿司匹林能防止被栓塞的血管形成逆行性血栓和预防复发。研究证据表明，脑栓塞患者抗凝治疗导致的梗死区出血，很少对最终转归带来不利影响。

当发生出血性梗死时，应立即停用溶栓、抗凝和抗血小板聚集的药物，防止出血加重，并适当应用止血药物、脱水降颅内压、调节血压等。脱水治疗过程中应注意保护心功能。

（五）护理评估

1. 健康史

评估患者的既往史和用药情况。询问患者是否有慢性心房纤颤、风湿性心瓣膜病等心源性疾病，是否有动脉粥样硬化斑块脱落、肺静脉血栓、脂肪栓、气栓、脓栓等非心源性疾病；询问患者是否进行过治疗，目前用药情况怎样，是否按医嘱正确服用降压、降糖、降脂及抗凝药物。

2. 身体状况

评估患者是否有轻度意识障碍或偏瘫、偏身感觉障碍、失语或局灶性癫痫发作等症状；是否有眩晕、复视、交叉瘫或四肢瘫、共济失调、饮水呛咳及构音障碍等。

3. 心理及社会状况

观察患者是否存在因疾病所致的焦虑等心理问题；了解患者和家属对本病发生的相关因素、治疗和护理方法、预后、如何预防复发等知识的认知程度；了解患者的家庭条件与经济状况及家属对患者的关心和支持度。

（六）护理问题

参见本节"动脉粥样硬化性血栓性脑梗死"部分内容。

（七）护理措施

1. 个人卫生的护理

个人卫生是护理脑栓塞患者的关键，要定时擦身，更换衣裤，晒被褥等，注意患者的口腔卫生也是非常重要的。

2. 营养护理

患者需要多补充蛋白质、维生素、纤维素和电解质等。有吞咽障碍尚未完全恢复的患者，可以吃软的固体食物，多吃新鲜的蔬菜和水果，少吃油腻不消化、辛辣刺激的食物。

3. 心理护理

老年脑栓塞患者生活自理能力较弱，容易出现情绪躁动的情况，甚至会有失去治疗信心的情况，此时应鼓励患者保持良好的心理素质，提升治疗疾病的信心，以有利于疾病的治愈和身体的康复。

（八）健康教育

1. 疾病预防指导

对于有发病危险因素或病史者，指导其吃含高蛋白、高维生素，低盐、低脂、低热量的清淡食物，多食新鲜蔬菜、水果、谷类、鱼类和豆类，保持能量供需平衡，戒烟、限酒；患者应遵医嘱用药，控制血压、血糖、血脂和抗血小板聚集；告知患者改变不良生活方式，坚持每天进行 30 分钟以上的慢跑、散步等运动，合理休息和娱乐；对于有 TIA 发作史的患者，指导其在改变体位时应缓慢，避免突然转动颈部，洗澡时间不宜过长，水温不宜过高，外出时应有人陪伴，气候变化时应注意保暖，防止感冒。

2. 疾病知识指导

告知患者和家属本病的常见病因和控制原发病的重要性；指导患者遵医嘱长期抗凝治疗，预防复发；在抗凝治疗中定期门诊复诊，监测凝血功能，及时在医护人员的指导下调整药物剂量。

3. 康复指导

告知患者和家属康复治疗的知识和功能锻炼的方法，帮助其分析和消除不利于疾病康复的因素，落实康复计划，并与康复治疗师保持联系，以便根据康复情况及时调整康复训练方案。

4. 鼓励生活自理

鼓励患者从事力所能及的家务，日常生活不过度依赖他人；告知患者和家属功能恢复需经历的过程，使患者和家属克服急于求成的心理，做到坚持锻炼，循序渐进。嘱家属在物质和精神上对患者提供帮助和支持，使患者体会到来自多方面的温暖，树立战胜疾病的信心。同时，也要避免患者产生依赖心理，使其增强自我照顾能力。

三、腔隙性脑梗死

腔隙性脑梗死是长期高血压引起脑深部白质及脑干穿通动脉病变和闭塞，导致缺血性微梗死，缺血、坏死和液化的脑组织被吞噬细胞移走而形成腔隙的脑血管疾病，约占脑梗死总数的20%。病灶直径小于2cm的脑梗死，病灶多发可形成腔隙状态。

（一）临床表现

腔隙性脑梗死常见的临床综合征有：①纯感觉性卒中。②纯运动性卒中。③混合性卒中。④共济失调性轻偏瘫。⑤构音障碍手笨拙综合征。

（二）辅助检查

1. 血液生化检查，可见血糖、血清总胆固醇、血清三酰甘油和低密度脂蛋白增高。

2. TCD检查，可发现颈动脉粥样硬化斑块。

3. 影像学检查：头部CT扫描可见深穿支供血区单个或多个病灶，呈腔隙性阴影，边界清晰。MRI显示腔隙性病灶呈T_1等信号或低信号、T_2高信号，是最有效的检查手段。

（三）诊断

目前诊断标准尚未统一，以下标准可供参考：① 中老年发病，有长期高血压病史。② 临床表现符合常见腔隙综合征之一。③ CT 或 MRI 检查可证实存在与神经功能缺失一致的病灶。④预后良好，多在短期内恢复。

（四）治疗方法

目前尚无有效的治疗方法，主要是预防疾病的复发。

1．有效控制高血压及各种类型脑动脉硬化是预防本病的关键。

2．阿司匹林等抑制血小板聚集药物效果不确定，但常应用。

3．活血化瘀类中药对神经功能恢复有益。

4．控制其他可干预危险因素，如吸烟、糖尿病、高脂血症等。

（五）护理评估

1．健康史

（1）了解既往史和用药史

询问患者既往是否有原发性高血压病、高脂血症、糖尿病；是否针对病因进行过治疗，能否按医嘱正确用药。

（2）了解患者的生活方式

询问患者的工作情况，是否长期精神紧张、过度疲劳；询问患者日常饮食习惯，有无嗜食、偏食习惯，是否长期进食高盐、高胆固醇食物；有无烟酒嗜好等，因为上述因素均可加速动脉硬化，加重病情。

（3）评估起病形式

询问患者起病时间，了解是突然起病还是缓慢发病。

2．身体状况

（1）评估患者有无神经功能受损

询问患者有无肢体乏力、感觉障碍现象；询问患者进食、饮水情况，了解有无饮水反呛、进食困难或构音障碍现象。病灶位于内囊后肢、脑桥基底部或大脑脚时，患者常可出现一侧面部和上下肢无力，对侧偏身或局部感觉障碍；病变累及双侧皮质延髓束时，患者可出现假性延髓性麻痹的症状，如构音障碍、吞咽困难、进食困难、面部表情呆板等。

（2）评估患者的精神与智力情况

询问患者日常生活习惯，与患者进行简单的语言交流，以了解患者有无思维、性格改变，有无智力改变。脑小动脉硬化造成多发性腔隙性脑梗死时，患者可表现出思维迟钝，理解能力、判断能力、分析能力和计算能力下降，常有性格改变和行为异常，少数患者还可出现错觉、幻觉、妄想等。

3. 心理及社会状况

本病可导致患者产生语言障碍，因此应评估患者是否有情绪焦躁、痛苦的表现。

（六）护理问题

参见本节"动脉粥样硬化性血栓性脑梗死"部分内容。

（七）护理措施

1. 一般护理

轻症患者注意生活起居有规律，坚持适当运动，劳逸结合；晚期出现智力障碍时，要引导患者在室内或固定场所进行活动，外出时一定要有人陪伴，防止受伤和走失。

2. 饮食护理

给予患者富含蛋白质和维生素的低脂饮食，多吃蔬菜和水果；戒烟酒。

3. 症状护理

（1）对于有肢体功能障碍和感觉障碍的患者，应鼓励和指导患者进行肢体功能锻炼，尽量坚持生活自理，并注意用温水擦洗患侧皮肤，促进感觉功能恢复。

（2）对于有延髓性麻痹进食困难的患者，应给予其制作精细的糊状食物，进食时取坐位或半坐位，进食速度不宜过快，应给患者充分的进餐时间，避免进食时看电视或与患者谈笑，以免分散患者注意力，引起窒息。

（3）对于有精神症状的患者，床应加护栏，必要时加约束带固定其四肢，以防其坠床、伤人或自伤。

（4）有智力障碍的患者，外出时需有人陪护，并在其衣服口袋中放置填写姓名、联系电话等个人简单资料的卡片，以防走失。

（5）对于缺乏生活自理能力的患者，应加强生活护理，协助其沐浴、进食等，保持皮肤和外阴清洁。

（6）对于有延髓性麻痹致进食呛咳的患者，如果体温增高，应注意是否有吸入性肺炎发生；同时还应注意观察患者是否有尿频、尿急、尿痛等现象，防止发生尿路感染。

4. 用药护理

告知患者药物的作用与用法，注意观察药物的疗效与不良反应，发现异常情况及时报告医生处理。

（1）对于有痴呆、记忆力减退或精神症状的患者，应注意督促其按时服药并看到其服下，同时注意观察药物疗效与不良反应。

（2）静脉注射尼莫同等扩血管药物时，尽量使用微量输液泵缓慢注射（8～10mL/h），并注意观察患者有无面色潮红、头晕、血压下降等不适，如有异常应报告医生及时处理。

（3）对于服用安理申的患者，应注意观察患者有无肝、肾功能受损的表现，定时检查肝、肾功能。

5. 心理护理

关心体贴患者，鼓励患者保持情绪稳定和良好的心态，避免焦躁、抑郁等不良心理，积极配合治疗。

（八）健康教育

1．避免进食过多动物油、黄油、奶油、动物内脏、蛋黄等高胆固醇食物，多吃豆制品、鱼等含优质蛋白食物，少吃糖。

2．做力所能及的家务，以防自理能力快速下降；坚持适度的体育锻炼和体力劳动，以改善血液循环，增强体质，防止肥胖。

3．注意安全，防止跌倒、受伤或走失。

4．遵医嘱正确服药。

5．定期复查血压、血脂、血糖等，如有症状加重须及时就医。

第六章 内分泌科疾病护理

第一节 甲状腺功能亢进症

甲状腺功能亢进症（简称甲亢）可分为毒性弥漫性甲状腺肿（Graves甲亢）、继发性和高功能腺瘤三大类。Graves甲亢最常见，指甲状腺肿大的同时，出现功能亢进症状。腺体肿大为弥漫性，两侧对称，常伴有突眼，故又称"突眼性甲状腺肿"。继发性甲亢较少见，由于垂体促甲状腺激素分泌瘤分泌过多促甲状腺激素（TSH）所致。高功能腺瘤少见，多见于老人、病史有10多年，腺瘤直径多数大于4～5cm，腺体内有单个的自主性高功能结节，结节周围的甲状腺呈萎缩改变，患者无突眼。

甲亢主要累及妇女，男女之比为1：4，一般患者较年轻，年龄多在20～40岁之间。

一、病因与发病机制

甲亢的病因迄今尚未完全明确，可能与下列因素有关：

（一）自身免疫性疾病

近来研究发现，Graves甲亢患者血液中TSH浓度不高甚至低于正常水平，应用促甲状腺释放激素（TRH）也不能刺激这类患者血液中TSH的浓度升高，故目前认为Graves甲亢是一种自身免疫性疾病。患者血液中有刺激甲状腺的自身抗体，即甲状腺刺激免疫球蛋白，这种物质属于

G 类免疫球蛋白，来自患者的淋巴细胞，与甲状腺滤泡的 TSH 受体结合，从而加强甲状腺细胞功能，分泌大量 T_3 和 T_4。

（二）遗传因素

可见同一家族中多人患病，甚至连续几代患病，单卵双生胎患病率高达 50%，本病患者家族成员患病率明显高于普通人群。目前发现与主要组织相容性复合物（MHC）相关。

（三）精神因素

精神因素可能是本病的诱发因素之一，许多患者在发病前有精神刺激史，推测可能因在应激刺激情况下，T 细胞的监测功能障碍，使有免疫功能遗传缺陷者发病。

二、病理

甲状腺多呈不同程度弥漫性、对称性肿大，或伴峡部肿大。质脆软，包膜表面光滑、透亮，也可不平或呈分叶状。甲状腺内血管增生、充血，腺泡细胞增生肥大，滤泡间组织中淋巴样组织呈现不同程度的增生，从弥漫性淋巴细胞浸润至形成淋巴滤泡，或出现淋巴组织生发中心扩大。有突眼者，球后组织中常有脂肪浸润，眼肌水肿增大，纤维组织增多，黏多糖沉积与透明质酸增多，淋巴细胞及浆细胞浸润。眼外肌纤维增粗，纹理模糊，球后脂肪增多，肌纤维透明变性、断裂及破坏，肌细胞内黏多糖也有增多。骨骼肌、心肌也有类似眼肌的改变。病变皮肤可有黏蛋白样透明质酸沉积，伴多数带有颗粒的肥大细胞、吞噬细胞和含有内质网的成纤维细胞浸润。

三、护理评估

（一）健康史

评估患者的年龄、性别；询问患者是否曾患结节性甲状腺肿大；了解患者家族中是否曾有甲亢患者；询问患者近期是否有精神刺激或感染史。

（二）身体评估

1. 高代谢综合征

甲状腺激素分泌增多导致交感神经兴奋性增高和代谢加速。患者怕热、多汗、体重下降、疲乏无力、皮肤温暖湿润，可有低热，体温常在38℃左右，糖类、蛋白质及脂肪代谢异常，出现消瘦虚弱。

2. 神经系统

患者表现为神经过敏、烦躁多虑、多言多动、失眠、多梦、思想不集中、记忆力减退，有时有幻觉，甚至表现为焦虑症。少数患者出现寡言抑郁、神情淡漠（尤其是老年人），舌平伸及手举表现细震颤、腱反射活跃、反射时间缩短。

3. 心血管系统

患者的主要症状有心悸、气促，窦性心动过速，心率高达100～120次/分，休息与睡眠时心率仍快。血压收缩压增高，舒张压降低，脉压增大。严重者发生甲亢性心脏病，表现为心律失常，出现期前收缩、阵发性心房颤动或心房扑动、房室传导阻滞等。第一心音增强，心尖区心音亢进，可闻及收缩期杂音。长期患病的患者可出现心肌肥厚或心脏扩大、心力衰竭等。

4. 消化系统

患者出现食欲亢进，食量增加，但体重明显下降。少数患者（老人多见）表现厌食，消瘦明显，病程长者表现为恶病质。由于肠蠕动增加，患者大便次数增多或顽固性腹泻，粪便不成形，含较多不消化的食物。由于伴有营养不良、心力衰竭等症状，肝脏受损，患者可出现肝大和肝功能受损，重者出现黄疸。

5. 运动系统

肌肉萎缩导致虚弱无力，行动困难。严重时称为甲亢性肌病，表现为浸润性突眼伴眼肌麻痹、急性甲亢性肌病或急性延髓麻痹、慢性甲亢性肌病、甲亢性周期性四肢麻痹、甲亢伴重症肌无力和骨质疏松。

6. 生殖系统

女性可出现月经紊乱，表现为月经量少，周期延长，久病可出现闭经、不孕，经抗甲状腺药物治疗后，月经紊乱可以恢复。男性性功能减退，常出现阳痿，偶可发生乳房发育、不育。

7. 内分泌系统

本病可以影响许多内分泌腺体，其中性腺功能异常，表现为性功能和性激素异常。本病早期肾上腺皮质可增生肥大，功能偏高，久病及病情加重时，功能相对减退，甚至出现功能不全。患者表现为色素轻度沉着和血 ACTH 及皮质醇异常。

8. 造血系统

因消耗增多、营养不良、维生素 B_{12} 缺乏和铁利用障碍，部分患者伴有贫血；部分患者有白细胞和血小板减少，淋巴细胞及单核细胞相对增加，这可能与自身免疫破坏有关。

9. 甲状腺肿大

患者甲状腺常呈弥漫性肿大，增大 2～10 倍不等，质较柔软、光滑，随吞咽上下移动。少数为单个或多发的结节性肿大，质地为中等硬度或坚硬不平。由于甲状腺的血管扩张，血流量和流速增加，可在腺体上下极外侧触及震颤和闻及血管杂音。甲状腺肿大临床分度见表 6-1。

表 6-1 甲状腺肿大临床分度

分度	体征
一度	甲状腺触诊可发现肿大，但视诊不明显
二度	视诊可发现肿大
三度	甲状腺明显肿大，其外缘超过胸锁乳突肌外缘

10. 突眼

多为双侧性，可分为非浸润性突眼和浸润性突眼两种。

（1）非浸润性突眼（良性突眼）

主要由于交感神经兴奋性增高，使眼外肌群和上睑肌兴奋性增高，球后眶内软组织改变不大，病情得到控制后，突眼常可自行恢复，预后良好。患者出现眼球突出，可不对称，突眼度一般小于18mm，表现为下列眼征：①凝视征（Darymple 征），因上眼睑退缩而引起睑裂增宽，呈凝视或惊恐状。②瞬目减少征（Stellwag 征），瞬目减少。③上睑挛缩征（Von Graefe 征），上睑挛缩，双眼下视时，上睑不能随眼球同时下降，使角膜上方巩膜外露。④辐辏无能征（Mobius 征），双眼球内聚力减弱，视近物时，集合运动减弱。⑤向上看时，前额皮肤不能皱起（Joffroy 征）。

（2）浸润性突眼（恶性突眼）

目前认为其发生与自身免疫有关，在患者的血清中已发现眶内成纤维细胞结合抗体水平升高。患者除眼外肌张力增高外，球后脂肪和结缔组织出现水肿、淋巴细胞浸润，眼外肌显著增粗。突眼度一般在19mm以上，双侧多不对称。除上述眼征外，患者常有眼内异物感、畏光、流泪、视力减退、因眼肌麻痹而出现复视、斜视、眼球活动度受限。严重突眼者，可出现眼睑闭合困难，球结膜及角膜外露引起充血、水肿，易继发感染，形成角膜溃疡或全角膜炎而失明。

（三）辅助检查

1. 基础代谢率测定

基础代谢率是指人体在清醒、空腹、无精神紧张和外界环境刺激的影响下的能量消耗。了解基础代谢率有助于了解甲状腺的功能状态。基础代谢率的正常值为 ±10%，增高至＋20%～＋30% 为轻度升高，至＋30%～＋60% 为中度升高，至＋60% 以上为重度甲亢。检验公式可用脉率和脉压进行估计：基础代谢率＝（脉率＋脉压）－ 111。

做此检查前数日应指导患者停服影响甲状腺功能的药物，如甲状腺制剂、抗甲状腺药物和镇静剂等。测定前一日晚餐应较平时少进食，夜间充分睡眠（不要服安眠药）。护士应向患者讲解测定的过程，消除患者顾虑。检查日清晨嘱患者进食，可少量饮水，不活动，不多讲话，测定前排空大小便，用轮椅将患者送至检查室，患者卧床 0.5 ～ 1 小时后再进行测定。由于基础代谢率测定方法烦琐，影响因素较多，因此临床已较少应用。

2. 血清甲状腺激素测定

血清游离甲状腺素（FT₄）与游离三碘甲腺原氨酸（FT₃）是循环血中甲状腺激素的活性部分，直接反映甲状腺功能状态，其敏感性和特异性高，正常值为 FT₄ 9 ～ 25pmol/L，FT₃ 3 ～ 9pmol/L。血清中总甲状腺素（TT₄）是判断甲状腺功能的最基本筛选指标，与血清总三碘甲腺原氨酸（TT₃）均能反映甲状腺功能状态，正常值为 TT₄ 65 ～ 156nmol/L，TT₃ 1.7 ～ 2.3nmol/L。甲亢时血清甲状腺激素升高比较明显，测定血清甲状腺激素对甲状腺功能的诊断具有较高的敏感性和特异性。

3. TSH 免疫放射测定分析

血清 TSH 浓度的变化是反映甲状腺功能的最敏感指标。TSH 正常值为 0.3 ～ 4.8mIU/L，甲亢患者因 TSH 受抑制而减少，其血清高敏感 TSH 值往往小于 0.1mIU/L。

4. 甲状腺摄 ^{131}I 率测定

给受试者一定量的 ^{131}I，再探测甲状腺摄取 ^{131}I 的程度，可以判断甲状腺的功能状态。正常人甲状腺摄取 ^{131}I 的高峰在 24 小时后，3 小时为 5% ～ 25%，24 小时为 20% ～ 45%。24 小时内甲状腺摄 ^{131}I 率超过人体总量的 50%，表示有甲亢。如果患者近期食用含碘较多的食物，如海带、紫菜、鱼虾，或某些药物，如抗甲状腺药物、溴剂、甲状腺素片、复方碘溶液等，需停服两个月才能做此试验，以免影响检查的效果。

5. TSH 受体抗体（TRAb）

甲亢患者血中 TRAb 抗体阳性检出率可达 80% ～ 95%，可作为疾病早期诊断、病情活动判断、是否复发及能否停药的重要指标。

6. TSH 受体刺激抗体（TSAb）

TSAb 是诊断 Graves 甲亢的重要指标之一。与 TRAb 相比，TSAb 反映了这种抗体不仅与 TSH 受体结合，而且这种抗体产生了对甲状腺细胞的刺激功能。

（四）心理及社会状况

患者的情绪因内分泌紊乱而受到不良的影响，心情可有周期性的变化。过度的活动导致极度的疲倦和抑郁，接着又是极度的活动，如此循环往复。患者纷乱的情绪状态，使其人际关系恶化，于是加重了患者的情绪障碍。患者外形的改变，如突眼、颈部粗大，可造成患者自我形象紊乱。

四、护理问题

1. 营养失调，低于机体需要量，与基础代谢率升高有关。

2. 活动无耐力，与基础代谢过高而致机体疲乏、负氮平衡、肌肉萎缩有关。

3. 腹泻，与肠蠕动增加有关。

4. 有受伤的危险，与突眼造成的眼睑不能闭合、有潜在的角膜溃烂、角膜感染而致失明有关。

5. 体温过高，与基础代谢率升高、甲状腺危象有关。

6. 睡眠形态紊乱，与基础代谢率升高有关。

7. 有体液不足的危险，与腹泻及大量出汗有关。

8. 自我形象紊乱，与甲状腺肿大及突眼有关。

9．知识缺乏，与患者缺乏甲亢治疗、突眼护理及并发症预防的知识有关。

10．潜在并发症包括甲亢性肌病、心排出量减少、甲状腺危象；术中并发症包括出血，喉上、喉返神经损伤，手足抽搐等。

五、护理措施

（一）病情观察

护士每天监测患者的体温、脉搏、心率、心律、呼吸改变、出汗、皮肤状况、排便次数、有无腹泻、脱水症状、体重变化、突眼症状改变、甲状腺肿大情况及有无精神、神经、肌肉症状，如失眠、情绪不安、神经质、指震颤、肌无力、肌力消失等。准确记录患者每日饮水量、食欲与进食量、尿量及液体量出入平衡情况。

（二）提供安静、舒适的环境

因患者常有乏力、易疲劳等症状，故需要充分休息，避免疲劳，休息也可使机体代谢率降低。重症甲亢及甲亢并发心功能不全、心律失常、低钾血症等患者必须卧床休息。因而提供一个能够使患者身心均获得休息的环境，帮助患者放松和休息，对于患者疾病的恢复非常重要。病房要保持安静，室温稍低、色调和谐，避免患者精神受到刺激或过度兴奋，使患者得到充分休息和睡眠。必要时可给患者提供单间，以防止患者间的相互打扰。患者的被子不宜太厚，衣服应轻便宽松，定期沐浴，勤更换内衣。为患者提供一些活动，分散患者的注意力，如拼图，听轻松、舒缓的音乐，看电视等。

（三）饮食护理

为满足机体代谢亢进的需要，应为患者提供含高热量、高蛋白、高维生素的均衡饮食。因患者代谢率高，常常会感到很饿，大约每天需 6 餐才能满足患者的需要，所以护士应鼓励患者吃含高蛋白质、高热量、高维生素的食物，如瘦肉、鸡蛋、牛奶、水果等；不要让患者吃增加肠蠕动和易导致腹泻的食物，如味重刺激性食物、粗纤维多的食物。每天测体重，当患者体重降低 2kg 以上时需通知医生。患者持续出现营养不良时，要补充维生素，尤其是 B 族维生素。由于患者出汗较多，因此应给其饮料以补充出汗等所丢失的水分，但忌饮浓茶、咖啡等对中枢神经有兴奋作用的饮料。

（四）心理护理

甲亢是与精神、神经因素有关的内分泌系统心身疾病，因此必须注意在对躯体进行治疗的同时应进行心理、精神治疗。

甲亢患者常有神经过敏、多虑、易激动、失眠、思想不集中、烦躁易怒等症状，严重时可抑郁或躁狂等，任何不良的外界刺激均可使症状加重，故护士应耐心、温和、体贴，建立良好的护患关系，缓解患者焦虑和紧张心理，增强治愈疾病的信心。指导患者自我调节，采取自我催眠、放松训练、自我暗示等方法来恢复已丧失平衡的心理调节能力，必要时辅以镇静剂、安眠药。同时，护士要给予患者精神疏导、心理支持等。向患者介绍甲亢的治疗方法以减少因知识缺乏所造成的不安。同时护士应向患者家属、亲友说明患者任何怪异的、难懂的行为都是暂时性的，可随着治疗而获得稳定的改善。在照顾患者时，应保持一种安静和理解的态度，接受患者的烦躁不安及情绪的暴发，将之视为疾病的自然表现，通过家庭与朋友的支持促进甲亢患者的早日康复。

（五）突眼的护理

对严重突眼者应加强心理护理，多关心体贴他们，帮助其树立治疗的信心，避免烦躁焦虑。

加强眼部护理，眼睑不能闭合者必须注意保护角膜和结膜，经常点眼药水等，防止干燥、外伤及感染，外出戴墨镜或使用眼罩以避免强光、风沙及灰尘的刺激。睡眠时头部抬高，以减轻眼部肿胀。当患者不易或根本无法闭上眼睛时，应涂抗生素眼膏，并覆盖纱布或眼罩，预防结膜炎和角膜炎。结膜发生充血水肿时，用 0.5% 醋酸可的松滴眼，并冷敷。眼睑闭合严重障碍者可行眼睑缝合术。

配合全身治疗，给予低盐饮食，限制进水量，可减轻球后水肿。

突眼异常严重者，应做眶内减压术，球后注射透明质酸酶，以溶解眶内组织的黏多糖类，减轻眶内压力。

（六）用药护理

药物治疗较方便和安全，为甲亢的基础治疗方法，常用抗甲状腺药物分为硫脲类和咪唑类。硫脲类包括丙硫氧嘧啶和甲硫氧嘧啶，咪唑类包括甲巯咪唑和卡比马唑等，主要作用是阻碍甲状腺激素的合成，但对已合成的甲状腺激素不起作用，故须待体内储存的过多甲状腺激素消耗到一定程度才能有效。近年来发现，此类药物可轻度抑制免疫球蛋白生成，使甲状腺中淋巴细胞减少，血液循环中的 TRAb 抗体下降。此类药物适用于病情较轻、甲状腺肿大不明显、甲状腺无结节的患者。护士应告诉患者药物治疗需要较长时间，一般需要 1.5～2 年，分为初治期、减量期及维持期。按患者病情轻重决定药物剂量，疗程中除非有较严重的反应，否则一般不宜中断，并定期随访疗效。

该类药物存在一些不良反应，如粒细胞减少和粒细胞缺乏；变态反应，如皮疹、发热、肝脏损害；部分患者出现转氨酶升高，甚至出现黄疸。护士应督促患者按时按量服药，告诉患者用药期间监测血象及肝功能变化，密切观察有无发热、咽痛、乏力、黄疸等症状，发现异常及时告知医生，告诉患者进餐后服药，以减少胃肠反应。

（七）放射性碘治疗患者的护理

口服放射性 ^{131}I 后，碘浓集在甲状腺中。^{131}I 产生的 β 射线可以损伤甲状腺，使腺泡上皮细胞被破坏而减少甲状腺激素的分泌，但很少损伤其他组织，起到药物性切除作用。同时，也可使甲状腺内淋巴细胞产生抗体减少，从而起到治疗甲亢的作用。

2007 年，中华医学会内分泌学会和核医学分科学会制定的《中国甲状腺疾病诊治指南》达成共识。认为放射性碘的适应证包括：①成人 Graves 甲亢伴甲状腺肿大二度以上。②对药物治疗有严重反应，长期治疗失效或停药后复发者。③甲状腺次全切除术后复发者。④甲状腺毒症心脏病或甲亢伴其他病因的心脏病。⑤甲亢并发白细胞和（或）血小板减少或全血细胞减少。⑥老年甲亢。⑦甲亢并发糖尿病。⑧毒性多结节性甲状腺肿。⑨自主功能性甲状腺结节并发甲亢。相对适应证包括：①青少年和儿童甲亢，使用抗甲状腺药物治疗失败，拒绝手术或有手术禁忌证。②甲亢并发肝、肾器官功能损害。③ Graves 眼病，对轻度和稳定期的中、重度患者可单用 ^{131}I 治疗，对病情处于进展期患者，可在 ^{131}I 治疗前后加用泼尼松。禁忌证包括：①妊娠期或哺乳期妇女。②有严重肝、肾功能不全者。③甲状腺危象。④重症浸润性突眼者。⑤以往使用大量碘使甲状腺不能摄碘者。

凡采用放射性碘治疗者，治疗前和治疗后一个月内避免使用碘剂及其他含碘食物及药物。^{131}I 治疗本病的疗效较满意，缓解率达 90% 以上。一般一次空腹口服，于服 ^{131}I 后 2 ~ 4 周症状减轻，甲状腺缩小，体重增加；于 3 ~ 4 个月后大多数患者的甲状腺功能恢复正常。

^{131}I 治疗甲亢后的主要并发症是甲状腺功能减退（甲减）。国内报告早期甲减发生率为 10%，晚期达 59.8%。 ^{131}I 治疗的近期反应较轻微，由于放射性甲状腺炎，可在治疗后第一周有甲亢症状的轻微加重，因此护士应严密观察病情变化，注意预防感染和避免精神刺激。

（八）手术治疗患者的护理

甲状腺大部分切除是一种有效的治疗治疗甲亢的方法，其优点是疗效较药物治疗迅速，不易复发，并发甲状腺功能减退的机会较放射性碘治疗低，其缺点是有一定的手术并发症。

1. 术前护理

（1）术前评估

对于接受甲状腺手术治疗的患者，护士要在术前对患者进行仔细评估，包括甲状腺功能是否处于正常状态，甲状腺激素的各项检验是否处于正常范围内，营养状况是否正常；心脏问题是否得到控制，脉搏是否正常，心电图有无心律不齐；患者是否安静、放松；患者是否具有与手术有关的知识，如手术方式、适应证、禁忌证、手术前的准备和手术后的护理及有哪些生理、心理等方面的需求。

（2）心理护理

甲亢患者性情急躁、容易激动，极易受环境因素的影响，对手术顾虑较重，存在紧张情绪，因此术前应多与患者交谈，给予必要的安慰，解释手术的有关问题。必要时可安排甲亢术后恢复良好的患者现身说法，以消除患者的顾虑。避免各种不良刺激，保持室内安静和舒适。给予精神过度紧张或失眠者口服镇静剂或安眠药，使其消除恐惧，配合治疗。

（3）用药护理

术前给药降低基础代谢率，减轻甲状腺肿大及充血是术前准备的重要环节。主要方法：①通常先用硫氧嘧啶类药物，待甲亢症状基本控制后减量继续服药，加服 1～2 周的碘剂，再进行手术。大剂量碘剂可使腺体减轻充血，缩小变硬，有利于手术。常用的碘剂是复方碘化钾溶液，每日 3 次，每次 10 滴，2～3 周后可以进行手术。由于碘剂可刺激口腔和胃黏膜，引发恶心、呕吐、食欲不振等不良反应，因此护士应指导患者于饭后用冷开水稀释后服用，或在用餐时将碘剂滴在馒头或饼干上一同服用。值得注意的是，大剂量碘剂只能抑制甲状腺素的释放，而不能抑制其合成，因此一旦停药后，贮存于甲状腺滤泡内的甲状腺球蛋白分解，大量甲状腺素释放到血液，使甲亢症状加重。因此，碘剂不能单独治疗甲亢，仅用于术前准备。②开始即用碘剂，2～3 周后甲亢症状得到基本控制（患者情绪稳定，睡眠好转，体重增加，脉率稳定在每分钟

90 次以下），便可进行手术。少数患者服用碘剂 2 周后，症状减轻不明显，可在继续服用碘剂的同时，加用硫氧嘧啶类药物，直至症状基本控制，再停用硫氧嘧啶类药物，但仍继续单独服用碘剂 1 ～ 2 周，再进行手术。③对用上述药物准备不能耐受或不起作用的患者，主张单用普萘洛尔或与碘剂合用作术前准备，普萘洛尔剂量为每 6 小时给药 1 次，每次 20 ～ 60mg，一般 4 ～ 7 天后脉率即降至正常水平，即可施行手术。要注意的是，普萘洛尔在体内的有效半衰期不到 8 小时，所以最末一次口服普萘洛尔要在术前 1 ～ 2 小时，术后继续口服 4 ～ 7 天。此外，术前不宜使用阿托品，以免引起心动过速。

（4）床单位准备

患者离开病房后，护士应做好床单位准备，床旁备气管切开包、无菌手套、吸引器、照明灯、氧气和抢救物品。

（5）体位练习

术前要指导患者练习手术时的头、颈过伸体位和术后用于帮助头部转动的方法，以防止瘢痕挛缩。可指导患者点头、仰头，尽量伸展颈部及向左右转动头部。

2. 术后护理

（1）术后评估

患者返回病房后，护士应仔细评估患者的生命体征，伤口敷料，观察患者有无出血、喉返神经及甲状旁腺损伤等并发症，观察患者有无呼吸困难、窒息、手足抽搐等症状。

（2）体位

术后患者清醒和生命体征平稳后，取半卧位，有利于渗出液的引流和保持呼吸道通畅。

（3）饮食护理

术后 1 ～ 2 天，进流质饮食，随病情的恢复逐渐过渡到正常饮食，但不可过热，以免引起颈部血管扩张，加重创口渗血。患者如有呛咳，可给静脉补液或进半固体食物，协助患者坐起进食。

（4）指导颈部活动

术前护士已经教会患者颈部活动的方法，术后护士应提醒并协助患者点头、仰头，及向左右转动头部，尽量伸展颈部。

（5）并发症的观察与护理

术后呼吸困难和窒息：是术后最危急的并发症，多发生在术后48小时内。常见原因为：①切口内出血压迫气管，主要由手术时止血不彻底、不完善，或因术后患者咳嗽、呕吐、过频活动或谈话导致血管结扎滑脱引起。②喉头水肿，由手术创伤或气管插管引起。③气管塌陷，有气管壁长期受肿大的甲状腺压迫，发生软化，切除大部分甲状腺体后，软化的气管壁失去支撑引起。④痰液阻塞。⑤双侧喉返神经损伤，患者出现此并发症时，务必及时采取抢救措施。

患者临床表现为进行性呼吸困难、烦躁、发绀，甚至发生窒息。如因切口内出血引起，还可出现颈部肿胀，切口渗出鲜血等。护士在巡回时应严密观察患者呼吸、脉搏、血压及伤口渗血情况，有时血液自颈侧面流出至颈后，易被忽视，因此护士应仔细检查。如发现患者有颈部紧压感、呼吸费力、气急烦躁、心率加速、发绀等应及时处理，包括立即检查伤口，必要时剪开缝线，敞开伤口，迅速排除出血或血肿压迫。如血肿清除后，患者呼吸仍无改善，应果断施行气管切开，同时吸氧。术后痰多而不易咳出者，应帮助和鼓励患者咳痰，进行雾化吸入以保持呼吸道通畅。护士应告诉患者术后48小时内避免过于频繁的活动、谈话，若患者有咳嗽、呕吐等症状，应告知医护人员采取对症措施，并在咳嗽、呕吐时保护好伤口。

喉返神经损伤：患者清醒后，应诱导患者说话，以了解有无喉返神经损伤。暂时性损伤可由术中钳夹、牵拉或血肿压迫神经引起，永久性损伤多因切断、结扎神经引起。喉返神经损伤患者术后可出现不同程度的声嘶或失音，喉镜检查可见患侧声带外展麻痹。对已有喉返神经损伤的患者，护士应认真做好安慰解释工作，告诉患者暂时性损伤经针刺、理疗可于 3 ～ 6 个月内逐渐恢复；一侧的永久性损伤也可由对侧代偿，6 个月内发音好转；双侧喉返神经损伤会导致两侧声带麻痹，引起失音或严重呼吸困难，需做气管切开，护士应做好气管切开的护理。

喉上神经损伤：手术时损伤喉上神经外支会使环甲肌瘫痪，引起声带松弛，音调降低。如损伤其内支，则喉部黏膜感觉丧失，表现为进食时，特别是饮水时发生呛咳，误咽。护士应注意观察患者进食情况，如进水及流质时发生呛咳，要协助患者坐起进食或进半流质饮食，并向患者解释该症状一般在治疗后自行恢复。

手足抽搐：手术时甲状旁腺被误切、挫伤或其血液供应受累，均可引起甲状旁腺功能低下，出现低血钙，从而使神经肌肉的应激性显著增高。症状多发生于术后 1 ～ 3 天，轻者只有面部、口唇周围和手、足有针刺感和麻木感或强直感，2 ～ 3 周后由于未损伤的甲状旁腺代偿增生而使症状消失。重症可出现面肌和手足阵发性痛性痉挛，甚至可发生喉及膈肌痉挛，引起窒息死亡。

护士应指导患者合理饮食，限制含磷较高的食物，如牛奶、瘦肉、蛋黄、鱼类等。症状轻者可口服碳酸钙 1 ～ 2g，每日 3 次；症状较重或长期不能恢复者，可加服维生素 D_3，每日 5 万～ 10 万 IU，以促进钙在肠道内的吸收。最有效的治疗是口服二氢速固醇（ATIO）油剂，有迅速提高血中钙含量的特殊作用，从而降低神经肌肉的应激性。抽搐发作时，立即用压舌板或匙柄垫于上下磨牙间，以防咬伤舌头，并静脉注射 10% 葡萄糖酸钙或氯化钙 10 ～ 20mL，并注意保证患者安全，避免受伤。

甲状腺危象：是由于甲亢长期控制不佳，涉及心脏、感染、营养障碍、危及患者生命的严重并发症，而手术、感染、电解质紊乱等的应激会诱发危象。危象先兆症状表现为甲亢症状加重，患者严重乏力、烦躁、发热（体温在 39℃以下）、多汗、心悸、心率每分钟 120 ～ 160 次，伴有食欲不振、恶心、腹泻等。甲状腺危象的临床表现为高热（体温在

39℃以上）、脉快而弱、大汗、呕吐、水泻、谵妄，甚至昏迷，心率常在每分钟 160 次以上。如处理不及时或不当，患者常很快死亡。因此护士应严密观察患者病情变化，一旦发现上述症状，应立即通知医生，积极采取措施。

甲状腺危象处理包括以下几方面：①吸氧。②降温，使用物理降温、退热药物、冬眠药物等综合措施，使患者的体温保持在 37℃ 左右。③静脉输入大量葡萄糖溶液。④给予碘剂，口服复方碘化钾溶液 3 ～ 5mL，紧急时用 10% 碘化钠 5 ～ 10mL 加入 10% 葡萄糖溶液 500mL 中做静脉滴注，以降低血液中甲状腺素水平，或抑制外周 T_4 转化为 T_3。⑤氢化可的松，每日 200 ～ 400mg，分次做静脉滴注，以拮抗应激。⑥利血平 1 ～ 2mg 肌内注射，或普萘洛尔 5mg，加入葡萄糖溶液 100mL 中静脉滴注，以降低周围组织对儿茶酚胺的反应。⑦镇静剂，常用苯巴比妥 100mg，或冬眠合剂 II 号半量肌内注射，6 ～ 8 小时一次。⑧有心力衰竭者，加用洋地黄制剂。护士应密切观察患者用药后的病情变化，病情一般于 36 ～ 72 小时逐渐好转。

第二节　甲状腺功能减退症

甲状腺功能减退症（简称甲减）是由各种原因导致的低甲状腺激素血症或甲状腺激素抵抗而引起的全身性低代谢综合征。按起病年龄分为三型，起病于胎儿或新生儿，称为呆小病；起病于儿童，称为幼年性甲减；起病于成年人，称为成年性甲减。前两者常伴有智力障碍。

一、病因

（一）原发性甲状腺功能减退

由于甲状腺腺体本身病变引起的甲减占全部甲减的 95% 以上，且 90% 以上的原发性甲减是由自身免疫、甲状腺手术和甲亢 [131]I 治疗所致。

（二）继发性甲状腺功能减退症

继发性甲状腺功能减退症是由下丘脑和垂体病变引起的 TRH 或者 TSH 产生和分泌减少所致的甲减，垂体外照射、垂体大腺瘤、颅咽管瘤及产后大出血是其较常见的原因；其中由于下丘脑病变引起的甲减被称为三发性甲减。

（三）甲状腺激素抵抗综合征

甲状腺激素抵抗综合征指由于甲状腺激素在外周组织实现生物效应障碍而引起的综合征。

二、临床表现

（一）一般表现

易疲劳、怕冷、体重增加、记忆力减退、反应迟钝、嗜睡、精神抑郁、便秘、月经不调、肌肉痉挛等。体检可见表情淡漠，面色苍白，皮肤干燥发凉、粗糙脱屑，颜面、眼睑和手皮肤水肿，声音嘶哑，毛发稀疏、眉毛外 1/3 脱落。由于高胡萝卜素血症，手脚皮肤呈姜黄色。

（二）肌肉与关节

肌肉乏力，暂时性肌强直、痉挛、疼痛，嚼肌、胸锁乳突肌、股四头肌和手部肌肉可有进行性肌萎缩。腱反射的弛缓期特征性延长，超过 350 毫秒（正常为 240 ～ 320 毫秒），跟腱反射的半弛缓时间明显延长。

（三）心血管系统

心肌黏液性水肿导致心肌收缩力损伤、心动过缓、心排血量下降。心电图显示低电压。由于心肌间质水肿、非特异性心肌纤维肿胀、左心室扩张和心包积液导致心脏增大，有学者称之为甲减性心脏病。冠心病在本病中高发。10% 患者伴发高血压。

（四）血液系统

患者由于下述四种原因发生贫血：①甲状腺激素缺乏引起血红蛋白合成障碍。②肠道吸收铁障碍引起铁缺乏。③肠道吸收叶酸障碍引起叶酸缺乏。④恶性贫血是与自身免疫性甲状腺炎伴发的器官特异性自身免疫病。

（五）消化系统

厌食、腹胀、便秘，严重者出现麻痹性肠梗阻或黏液水肿性巨结肠。

（六）内分泌系统

女性常有月经过多或闭经。长期严重的患者可导致垂体增生、蝶鞍增大。部分患者血清催乳素（PRI）水平增高，发生溢乳。原发性甲减伴特发性肾上腺皮质功能减退和 1 型糖尿病者，属自身免疫性多内分泌腺体综合征的一种。

（七）黏液性水肿昏迷

黏液性水肿昏迷是本病的严重并发症，多在冬季寒冷时发病。诱因为严重的全身性疾病、甲状腺激素替代治疗中断、寒冷、手术、麻醉和使用镇静药等。临床表现为嗜睡、低体温（低于 35℃）、呼吸徐缓、心动过缓、血压下降、四肢肌肉松弛、反射减弱或消失，甚至昏迷、休克、肾功能不全，危及生命。

三、辅助检查

1. 血象，多为轻、中度正细胞正色素性贫血。

2. 生化检查，血清三酰甘油、总胆固醇、LDL-C 增高，HDL-C 降低，同型半胱氨酸增高，血清 CK、LDH 增高。

3. 甲状腺功能检查，血清 TSH 增高、T_4、FT_4 降低是诊断本病的必备指标。在严重患者血清 T_3 和 FT_3 减低。亚临床甲减仅有血清 TSH 增高，但是血清 T_4 或 FT_4 正常。

4. TRH 刺激试验，主要用于原发性甲减与中枢性甲减的鉴别。静脉注射 TRH 后，血清 TSH 不增高者提示为垂体性甲减；延迟增高者为下丘脑性甲减；血清 TSH 在增高的基值上进一步增高，提示原发性甲减。

5. X 线检查，可见心脏向两侧增大，可伴心包积液和胸腔积液，部分患者有蝶鞍增大。

四、治疗方法

（一）替代治疗

左甲状腺素（L-T$_4$）治疗，治疗的目标是将血清 TSH 和甲状腺激素水平恢复到正常范围内，需要终生服药。治疗的剂量取决于患者的病情、年龄、体重和个体差异。补充甲状腺激素，重新建立下丘脑—垂体—甲状腺轴的平衡一般需要 4 ～ 6 周，所以治疗初期，每 4 ～ 6 周测定激素指标。然后根据检查结果调整 L-T4 剂量，直到达到治疗的目标。治疗达标后，需要每 6 ～ 12 个月复查 1 次激素指标。

（二）对症治疗

贫血者补充铁剂、维生素 B$_{12}$、叶酸等，胃酸低者补充稀盐酸。

（三）黏液水肿性昏迷的治疗

1. 补充甲状腺激素，首选静脉注射，直至患者症状改善，至患者清醒后改为口服。

2. 保温、供氧、保持呼吸道通畅，必要时行气管切开、机械通气等。

3. 氢化可的松 200 ～ 300mg/d 持续静滴，患者清醒后逐渐减量。

4. 根据需要补液，但是入水量不宜过多。

5. 控制感染，治疗原发病。

五、护理措施

（一）观察病情

监测患者生命体征变化，观察其精神、神志、语言状态、体重、乏力、动作、皮肤情况，注意胃肠道症状，如大便的次数、性状、量的改变，观察腹胀、腹痛等麻痹性肠梗阻的表现有无缓解等。

（二）用药护理

甲状腺制剂从小剂量开始，逐渐增加，注意用药的准确性。用药前后分别测脉搏、体重及水肿情况，以便观察药物疗效；用药后患者若有心悸、心律失常、胸痛、出汗、情绪不安等药物过量的症状，要立即通知医生处理。

（三）对症护理

对于便秘患者，遵医嘱给予轻泻剂，指导患者每天定时排便，适当增加运动量，以促进排便。注意皮肤防护，及时清洗并用保护霜，防止皮肤干裂。适量运动，注意防护，防止外伤的发生。

（四）黏液性水肿昏迷的护理

1. 保持呼吸道通畅，吸氧，备好气管插管或气管切开设备。

2. 建立静脉通道，遵医嘱给予急救药物，如 $L-T_3$、氢化可的松静滴。

3. 监测患者生命体征和动脉血气分析的变化，观察患者神志，记录出入量。

4. 注意保暖，主要采用升高室温的方法，尽量不给予局部热敷，以防烫伤。

第七章　心外科疾病护理

第一节　心脏损伤

心脏损伤分为闭合性损伤和开放性损伤两大类。

一、闭合性心脏伤

心脏是一个空腔脏器，在心动周期中心肌张力处于不断变化过程中，直接或间接暴力，如前胸受重物撞击、从高处坠落、突然加速或减速，猛将心脏推压于胸骨和脊柱之间或心脏碰撞胸骨，会造成心脏不同程度的损伤或撕裂。这种强而迅速的间接外力，对胸壁外有时可无明显损伤，而对心脏影响较大，心脏可严重受损，甚至破裂。由于右心室紧贴胸骨，最易挫伤。约有 10% 的患者并发急性心脏压塞。

心脏闭合性损伤包括心脏挫伤、心包损伤、心脏脱位、急性心脏压塞症、心脏破裂、外伤性室间隔穿孔、外伤性瓣膜损伤、外伤性室壁瘤。

（一）临床表现

轻者无明显症状，较重者出现心前区疼痛，大多数表现为心绞痛和心律失常，可伴有心悸、呼吸困难或休克等，偶可闻及心包摩擦音，扩冠药物常不能缓解症状。心律失常多为心动过速、期前收缩和阵发性房颤。

心脏破裂患者快速出现低血容量征象：面色苍白、呼吸浅弱、脉搏细速、血压下降快速，出现休克甚至死亡。

（二）辅助检查

1. 心电图。可有 ST 段抬高，T 波低平或倒置，且常显示心动过速、房性或室性心律失常。

2. 血液生化检查。肌酸激酶同工酶以及乳酸脱氢酶值明显升高。

3. 二维超声心动图显示心脏结构和功能改变，如腱索断裂、室间隔穿破、瓣膜反流、室壁瘤形成。

（三）治疗方法

1. 心肌挫伤的治疗

心肌挫伤的治疗在于对症处理，控制心律失常和防治心力衰竭，并观察有无室壁瘤发生。①卧床休息，密切观察心电监护。②纠正低氧血症，补充血容量维持动脉压。③如出现心律失常，给予患者抗心律失常药物。治疗非低容量低血压症心脏损伤时须滴注多巴胺、肾上腺素等。④治疗心力衰竭。心力衰竭分左侧心力衰竭、右侧心力衰竭和全心衰竭，是心脏病后期发生的危急症候。药物治疗主要起强心和减轻心脏负荷两方面作用，在选择性地应用作用于心脏、增强心肌收缩力的药物的同时，正确使用利尿药。

2. 手术治疗

在全麻体外循环下实施房、室间隔缺损修补术，瓣膜替换术、腱索或乳头肌修复术、冠状动脉旁路移植术、室壁瘤切除术等。

3. 心脏破裂的抢救

立即施行手术，抢救急性心脏压塞可先做心包腔穿刺，减压缓解同时输血补液，争取手术时间。

二、开放性心脏伤

心脏开放性损伤大多是由枪弹、尖刀等锐器穿入所致，少数可由胸骨或肋骨折断猛烈向内移位穿刺所引起，包括急性心脏压塞症、穿透性心脏伤、冠状动脉损伤、心脏异物、室壁瘤、冠状动脉瘘。近年来，有报道称医源性损伤，如心血管外科手术、侵入性导管检查或造影等，也可引起心肌损伤。根据损伤程度可为单纯心包伤、心壁表浅裂伤、穿入或贯通一个心腔、穿过间隔伤及两个心腔，以及较为罕见的心内结构、传导束和冠状动脉损伤。

开放性心脏伤多见于心脏穿透伤，患者可分为四类：①死亡，入院前已无生命体征。②临床死亡，送院途中有生命体征，入院时无生命体征。③濒死，半昏迷、脉细、测不到血压、叹息呼吸。④重度休克，动脉收缩压小于 10.7kPa（80mmHg），神志尚清。

（一）临床表现

心脏穿透伤的病理和临床表现，一方面取决于受伤机制，即穿透物的性质、大小和速度。另一方面，主要取决于损伤的部位、伤口的大小以及心包裂口的情况。主要表现为心脏压塞和（或）出血性休克，两者有所侧重。

1. 心脏压塞

心包裂口小，或被周围组织或血块所堵塞，心脏出血可引起急性心脏压塞，使心脏舒张受限，腔静脉回心血流受阻和心排血量减少。心脏压塞有利于减少心脏出血，患者生存机会反而较有出血但无心脏压塞者大，然而，如不及时解除，则很快导致循环衰竭。Beck 三联症，即静脉压升高、心搏微弱、血压下降、心音遥远，是典型的心脏压塞综合征。

2. 失血性休克表现

当心包裂口足够大时，心脏的出血可通畅流出体外或流入胸腔、纵隔或腹腔，心包内积血量不多，临床上主要表现为失血性休克，甚至迅速死亡。患者有明确的外伤史，有体表伤口和伤迹，呼吸急促、心慌、失血、低血压，多有贫血貌。

3. 听诊异常

若有室间隔损伤，则可闻及收缩期杂音，若有瓣膜损伤，可闻及收缩期或舒张期杂音，心包穿刺和（或）胸腔穿刺有积血即可诊断。

（二）辅助检查

1. X线检查

X线检查对心脏穿透伤的诊断帮助不大，但胸部X线片能显示有无血胸、气胸、金属异物或其他脏器合并伤。胸片上有心脏气液平面具有诊断意义。

2. 超声心动

超声心动对心脏压塞和心脏异物的诊断帮助较大，有助于异物定位，可显示异物的大小、位置，且能估计心包积血量，但应注意不能因做过多的检查而延误抢救时间。

（三）治疗方法

心脏开放性损伤均应立即手术抢救，抢救要点如下：

1. 已经心搏停止者须行开胸心脏复苏，胸外按压不仅无效，且能加重出血和心脏压塞。护理上，在密切观察患者生命体征的同时做好复苏的准备，包括：①迅速气管内插管，机械通气；备好除颤器及开胸急救设备。②建立两处以上快速静脉扩容通道，快速加压输血补液，以提高心脏充盈压，积极抗休克治疗。③建立中心静脉压测量装置，正确判断有无心脏压塞。④如有血气胸，准备行闭式引流术。⑤疑有心脏压塞者配合立即行心包穿刺。

2. 术前准备以快速大量输血为主，适量给予多巴胺和异丙肾上腺素以增强心肌收缩力。在开胸手术前，不宜拔除刺入心脏并仍留在胸壁上的致伤物（如尖刀）。如疑有大血管损伤或心内结构损伤等情况，做建立体外循环的准备。

3. 心包穿刺，抽出30mL积血就能显著使心包腔减压，病情立即得到改善，血压可由听不到转为能听到，患者神志可由不清转而清醒。

4. 心包开窗探查术，若心包穿刺未抽出血液，临床上又高度怀疑心脏压塞，可紧急在局麻下从剑突下进入行心包开窗，以手指探查心包腔，放入减压引流管。

5. 即使心脏停搏，约 10 分钟之内亦应积极手术抢救，可取得较理想的抢救效果。

6. 术中有条件，应采集自体胸血并回输，术后大剂量联合应用有效抗生素预防感染。

7. 细致地检查有无复合损伤。

第二节　房间隔缺损

正常人的心脏分为左、右心房和左、右心室，其中左、右心房被一层称为房间隔的隔膜组织分开而互不相通。如果胎儿心脏发育时原始房间隔在发生、吸收和融合时出现异常，左、右心房之间仍残留未闭合的房间孔，称为房间隔缺损（ASD）。因症状轻，年幼时不易被发现，因而成为成人最常见的先天性心脏病，一般单独存在。女性多见于男性，男女比例为 1.2 ∶ 4。

一、分类

（一）继发孔未闭

继发孔未闭最多见，缺损部位距房室瓣较远。在胚胎发育过程中，原发房间隔吸收过多或继发房间隔发育障碍，二者不能融合。根据继发孔存在部位又分为四个类型：中央型、下腔型（低位）、上腔型（高位）、混合型。

（二）原发孔未闭

原发孔未闭占房间隔缺损总数的 5% ～ 10%，缺损大。由于原发房间隔过早停止增长，不与心内膜垫融合，遗留裂孔所致。原发孔未闭又分为单纯型、部分房室通道、完全性房室通道。

（三）共同心房

原发及继发房间隔不发育，形成单个心房腔。

（四）卵圆孔未闭

卵圆孔一般在生后第 1 年闭合，若大于 3 岁的幼儿卵圆孔仍不闭合称卵圆孔未闭。在正常人中，有 20% ～ 25% 的人卵圆孔未闭。卵圆孔未闭一般不引起心房间分流。

二、临床表现与诊断

（一）临床表现

1. 症状

症状与缺损大小、有无合并其他畸形有关。若为单纯型且缺损小，常无症状。多数缺损大者由于肺充血而有劳累后胸闷、气急、乏力现象，婴幼儿则容易反复发作严重的肺部感染，表现为多咳、气急。原发孔缺损或共同心房患者症状出现早、程度重、进展快。由于左心血流量减少，患者多有体力缺乏，容易怠倦和呼吸困难，活动后更易感到气急和心悸。长期右心负荷加重可继发肺动脉高压和右心衰竭，可出现活动后厥、右心衰竭、咯血、发绀等，发展成为艾森曼格综合征。

2. 体征

缺损大者可影响发育、心前区隆起，心尖冲动向左移位呈抬举性搏动。心界向左扩大，胸骨左缘 2 ～ 3 肋间有 2 ～ 3 级柔和吹风样收缩期杂音，不伴细震颤，三尖瓣区有短促舒张期杂音，肺动脉瓣区第二心音亢进及有固定性分裂。若已有肺动脉高压，部分患者有肺动脉喷射音及肺动脉瓣区有因肺动脉瓣相对性关闭不全所致的舒张早期泼水样杂音。若为原发孔缺损，在心尖部可听到全收缩期吹风样杂音。

（二）影像学诊断

1. X 线

X 线表现右心房和右心室增大，但以右心房增大更为明显。肺动脉段及肺门阴影增大，肺纹理增粗呈充血表现。透视下常见肺门搏动增强呈"肺门舞蹈"征象。主动脉阴影较小，左心房、左心室一般不增大。

2. 超声心动图

超声心动图可见肺动脉增宽，右心房、右心室增大，房间隔连续中断。声学造影可见异常分流。超声多普勒于房间隔右侧可测到收缩期左至右分流频谱。

3. 心导管检查

右心导管检查发现右心房血氧含量高于上腔静脉容积的，70% 的患者心导管可通过缺损口由右心房进入左心房。通过右心导管可测量各部位压力及计算分流量。

三、治疗方法

房间隔缺损的治疗以往唯一的方法是开胸手术修补，但随着介入心脏病学的发展，封堵器介入治疗成为一个重要的治疗方法。

（一）介入治疗的适应证

中央型房间隔缺损，缺口边缘有 5mm 的房间隔组织，边缘离冠状窦和肺静脉 5mm 以上者。

（二）介入治疗的禁忌证

1.伴右向左分流的肺动脉高压患者。

2. 合并部分或完全性肺静脉异位引流。

3. 塞网状缺损，多发性缺损。

4. 左心房发育差。

5. 左心房内隔膜。

6. 房间隔缺损合并其他需外科手术治疗的先天性心脏畸形。

四、房间隔缺损封堵术护理

（一）房间隔缺损封堵方法

房间隔缺损封堵术是指经导管在房间隔缺损的部位送入一个双盘结构的封堵器，双盘中的一个盘在左心房而另一个在右心房，两个盘由一腰相连，而该腰正好通过房间隔缺损口，双盘夹住房间隔，一方面关闭房间隔缺损，另一方面固定住封堵器。介入治疗的具体操作途径如下：

穿刺股静脉→髂外静脉→髂总静脉→下腔静脉→右心房→房间隔→房间隔缺损部位→左心房→建立血管通道→封堵器通过血管通道送至体内→左心房找开封器大盘面→房间隔缺损部打开腰部→左心房打开小盘面→术中超声无残余分流→撤出导管→封堵成功。

（二）术前护理

1. 心理疏导。房间隔缺损封堵术是近几年国内开展的新介入治疗技术。患者由于对治疗的种种不信任容易产生紧张、焦虑的情绪，护士应主动与患者交流，讲解治疗的目的，手术的必要性、大致方法及术中、术后可能出现的不适，并告知患者术后的注意事项，做好患者的围术期护理，取得患者的信任，使其全面配合治疗。

2. 完善备皮（范围是脐以下，膝关节以上）、碘过敏试验和青霉素皮试，并向患者讲解术前过敏试验的意义。

3. 术前 1 天嘱患者练习床上大小便，洗澡并更换病员服。术前嘱患者排空大小便。

4．建立静脉通道，给予外周静脉留置。

5．嘱患者术前 1 天晚间保证睡眠，如入睡困难，给予镇静药物口服。

6．术前禁食 6 小时，如为全麻的患儿，术前禁食、水 12 小时。

7．告知患者术后卧床、肢体制动、沙袋压迫的时间。

8．详细了解病情，协助医生做好心电图、心功能、出凝血时间、血象、生化等各种检查，及早预防患者水、电解质和酸碱平衡紊乱。

（三）术中护理

1．麻醉及手术体位

（1）麻醉方式。一般情况下采用局麻，年龄较小不能配合者，通常采用静脉麻醉。

（2）手术体位。采用平卧位，臀部垫一软枕，双下肢分开并外展。

2．手术步骤及护理配合（见表 7-1）

表 7-1 手术步骤及护理配合

手术步骤	护理配合
1. 年龄较小的患者需全麻	建立静脉通道，连接监护仪
2. 常规消毒双侧腹股沟上至脐部，下至大腿中部，暴露腹股沟	垫高患者臀部、倒安尔碘消毒、铺巾、75% 的酒精消毒，协助铺单
3. 穿刺右侧股静脉，行右心导管检查，测定上下腔静脉、右心房、右心室和肺动脉压力	递送 6F 动脉嘴、6F 端孔右心导管、260cm 超硬导丝、连接测压仪并记录压力
4. 测量房间隔缺损最大伸展直径 （1）体外检查测量球囊是否完整，将稀释的对比剂充盈球囊以彻底排除球囊内空气 （2）将右心导管沿股静脉—下腔右心房—房间隔缺损—左心房—左上肺静脉经路放在左上肺静脉，回撤右心导管 （3）测量球囊沿 260cm 的超硬导丝至房间隔缺损处，测量缺损处的最大伸展直径	递测量球囊、50mL 空针，用生理盐水按 4:1 配置稀释的对比剂
5. 封堵器的选择和体外装配	递合适的封堵器、配置肝素盐水（生理盐水 250mL+ 肝素 50mg）

续表

手术步骤	护理配合
6. 输送长鞘的导入	根据封堵器的大小选择合适的输送长鞘
7. 沿输送长鞘输送封堵器，在左心房先释放左侧伞，回撤整个封堵系统，使封堵器腰卡在房间隔缺损处，最后完全释放封堵器腰和右房伞	
8. 彩超和造影证实封堵器的位置合适、稳固，则可完全释放封堵器	
9. 拨出导管和动脉鞘，伤口加压包扎	递纱布，在穿刺处放置沙袋，用手压迫穿刺点 15～20 分钟止血，然后用绷带呈 8 字形加压包扎动脉穿刺点

（四）术后护理

1. 心理护理

房间隔缺损封堵术后，由于患者肢体制动时间、卧床时间均较长，患者容易产生不舒适感，有些患者主诉心脏出现异物感，多见于成年女性患者。护士应加强沟通，做好健康教育工作，缓解患者的紧张心理。

2. 并发症的观察与护理

（1）封堵器脱落

患者封堵术后立即给予心电遥测，护士要密切观察患者心电图的变化，加强心电图的监护，经常听诊心脏有无杂音，并结合患者的主诉，正确判断有无病情变化。一旦出现房性期前收缩、室性期前收缩等心律失常，要引起高度重视，及时通知医生，复查心脏彩超，确定是否存在封堵器脱落。

（2）心律失常

封堵术后，除了可能出现因为封堵器脱落而引起的房性期前收缩、室性期前收缩等心律失常外，还可能出现房室传导阻滞，大多是因为封堵器盘面压迫了房间隔组织而引起了房间隔组织的水肿造成的，这一情况多见于小儿和面积较大的房间隔缺损封堵术后。常规术后可给予地塞米松 5mg 静脉推注，术后连用 3 天，并结合术后心电图的情况及时用药。

（3）血栓

术后血栓形成是导致脑梗死或其他脏器栓塞的主要原因。术后要给予患者持续 24 小时肝素稀释液（生理盐水 100mL ＋ 12 500U 的肝素注射液）微泵，成人以 5mg/h 速度、小儿以 2 ～ 3mg/h 速度静脉推注，并予阿司匹林肠溶片，以 5mg/（kg•d）的剂量口服，在术后 24 小时后停用肝素稀释液静推，予低分子肝素注射液（速必凝、法安明、克赛注射液）皮下注射，2 次 / 天。并观察患者 ACT、KPTT 的变化，及时询问患者的病情变化，防止抗凝过度引起的牙龈、皮肤、胃黏膜出血，尤其注意尿液的颜色，以防溶血的发生。

3. 感染

由于封堵介入治疗中置入 Amplatzer 封堵器可能引起置入物所致的热源反应，因此应与介入治疗感染所致的体温升高相区别。患者术后常规使用青霉素等抗生素治疗，至少连用 3 天，如体温正常可停用。在此期间，护士要观察患者的体温和血象变化，如出现体温过高，按高热护理常规处理。

4. 一般护理

术后患者需绝对卧床 12 小时、肢体制动 6 小时、沙袋压迫 2 ～ 4 小时。局麻患者术后 30 分钟即可进食、水，并嘱患者多饮水，以利于对比剂排空；如为全麻小儿，术后 6 小时或麻醉完全清醒后方可进食，进食前先喝一两口水，防止误吸。嘱患者如有胸闷等不适及时告知医护人员。

（五）健康教育

1. 保持心情舒畅，注意休息，避免剧烈活动，如长跑、打球等。

2. 坚持遵医嘱口服抗血小板药物阿司匹林 3 ～ 6 个月。因为 3 ～ 6 个月后，新的房间隔组织会爬升到封堵器的表面，完全生长好，表面光滑，表面不易发生血栓。

3. 出院后 3 ～ 6 个月到门诊复查心脏彩超。如有不适，及时到医院就诊。

第三节　室间隔缺损

正常人的左心室和右心室被室间隔分开，互不相通。在胎儿时期室间隔发育不全而遗留孔洞使左右心室沟通者，称为室间隔缺损（VSD）。室间隔缺损是最常见的先天性心脏畸形，可单独存在，也可与其他畸形合并存在。本病的发病率约占存活新生儿的 0.3%，占先天性心血管疾病的 30%。

一、分类

心室间隔由四部分组成：膜部间隔、心室入口部间隔、小梁部间隔和心室出口或漏斗部间隔。胎生期室间隔因发育缺陷、生长不良或融合不良而发生缺损。具体可分为以下几种类型：第一型为膜部间隔缺损，最为常见。第二型为肌部间隔缺损，此型缺损累及入口部、小梁部和心尖部肌间隔。第三型为出口部间隔缺损，亦称崤上型、肺动脉瓣下或漏斗部间隔缺损。第四型缺损发生于房室间隔，称为房室间隔缺损或房室通道和入口部间隔缺损。

二、临床表现与诊断

（一）临床表现

1. 症状

如室间隔缺损直径在 0.5cm 以下，分流量较少者，一般无明显症状或仅有轻微症状；中等或较大的室间隔缺损会产生大量的左向右分流，常有劳累后气急和心悸、易疲劳、乏力等症状，甚至反复出现肺部感染和充血性心力衰竭症状，如胸闷、心悸、水肿、咯血、呼吸困难等，少有昏厥等病史。大型室间隔缺损者肺部感染和心力衰竭尤为显著，二者互为因果，病情发展较快，当肺动脉阻力增加显著时，分流量反而减少，肺部感染和心力衰竭发生次数也将减少，唯气急、心悸甚为明显，并可出现咯血症状。

2. 体征

心尖冲动增强并向左下移位，心界向左下扩大，典型体征为胸骨左缘3～4肋间有4～5级粗糙收缩期杂音，向心前区传导，伴收缩期细震颤。若分流量大时，心尖部可有功能性舒张期杂音。肺动脉瓣第二音亢进及分裂。严重的肺动脉高压，肺动脉瓣区有相对性肺动脉瓣关闭不全的舒张期杂音，原间隔缺损的收缩期杂音可减弱或消失。

（二）影像学诊断

1. X线

缺损小者心影多无改变。缺损中度大时，心影有不同程度增大，以右心室为主。缺损大者，左、右心室均增大，肺动脉干凸出，肺血管影增强，严重肺动脉高压时，肺野外侧带反而清晰。

2. 超声心动图

左心房，左、右心室内径增大，室间隔回音有连续中断，多普勒超声由缺损右室面向缺孔和左室面追踪可探测到最大湍流。

3. 心导管检查

右心室水平血氧含量高于右心房容积的0.9%以上，偶尔导管可通过缺损到达左心室。依分流量的多少，肺动脉或右心室压力有不同程度的增高。

三、治疗方法

对于室间隔缺损，以往唯一的治疗方法是开胸手术修补，但随着介入心脏病学的发展，封堵器介入治疗成为一个重要治疗方法。

（一）介入治疗适应证

1. 年龄大于 1 岁，体重大于 5kg。

2. 有外科手术适应证的肌部和膜部室间隔缺损。

3. 室间隔缺损合并可以介入治疗的其他心血管畸形。

4. 外科手术后残余漏。

5. 缺损边缘距主动脉瓣、三尖瓣 3mm 以上。

6. 轻到中度肺动脉高压，无右向左分流。

（二）介入治疗禁忌证

1. 室间隔缺损合并艾森曼格综合征。

2. 干下型室间隔缺损。

3. 室间隔缺损合并其他需要外科手术治疗者。

四、室间隔缺损封堵术的护理

（一）室间隔缺损封堵方法

室间隔缺损是指左右心室间隔的缺损导致了左右心室的异常交通。室间隔缺损封堵术的基本原理是采用双盘结构的封堵器，其中一个盘面在左心室面，而另一个盘面在右心室面，连接两盘的腰正好在缺损的室间隔处。室间隔靠两侧盘、腰、缝在封堵器内的高分子化合物，放置封堵器后在封堵器内形成的血栓以及 3 个月心内膜完全覆盖封堵器表面等机制来关闭。具体的介入治疗操作方法见图 7-1。

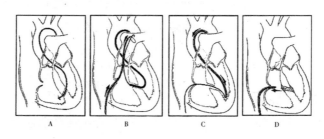

图 7-1 室间隔缺损封堵操作方法

（二）术前护理

参见本章第二节"房间隔缺损"部分内容。

（三）术中配合

1. 麻醉方式

参见本章第二节"房间隔缺损"部分内容。

2. 手术步骤及护理配合（见表7-2）

表7-2　手术步骤及护理配合

手术步骤	护理配合
1. 年龄较小的患者需全麻	建立静脉通道
2. 常规消毒患者双侧腹股沟上至脐部，下至大腿中部，暴露腹股沟	垫高患者臀部、倒安尔碘、消毒、铺巾、75% 酒精消毒、协助铺单
3. 穿刺右侧股静脉，行右心导管检查，测定上下腔静脉、右心房、右心室和肺动脉压力	递送 6F 动脉鞘和 6F 端孔右心导管，连接监护仪、测压仪并记录压力
4. 穿刺右侧股动脉，用猪尾巴导管行左心室造影，以确定室间隔缺损的大小、位置及形态	递送 6F 动脉鞘、导丝和 6F 猪尾巴导管
5. 建立动静脉轨道，经股动脉鞘导入右冠造影管到左心室，在左心室造影的体位下，逆时针旋转造影导管，使造影导管顶端指向室间隔，慢慢回撤造影导管，直到造影导管的顶端穿过缺损的室间隔到达右心室，在造影导管侧导入柔软的导丝到肺动脉。从股静脉侧导入 6F 的网篮到肺动脉，将网篮套住已经在肺动脉的特制导丝，将导丝从股静脉侧拉出体外	递送右冠造影管，260cm 特制柔软导丝，网篮
6. 选择封堵器，体外装配好	根据室间隔缺损大小、形态递送合适的封堵器，配置肝素盐水（生理盐水 250mL+ 肝素 50mg）根据封堵器的大小选择合适的输送长鞘
7. 沿特制的导丝将输送长鞘导入	递纱布放置沙袋于穿刺处，用手压迫穿刺点止血 15～20 分钟，然后用绷带 8 字形加压包扎动脉穿刺点
8. 将封堵器送入输送鞘内，缓慢输送到左心室的心尖部，并在左心室的中间先将左心室的伞面释放，然后释放右心室的伞面	

续表

手术步骤	护理配合
9.彩超和造影证实封堵器的位置合适、稳固，则可完全释放封堵器	
10.拔出导管和动脉鞘，伤口加压包扎	

（四）术后护理

1. 心理护理

参见本章第二节"房间隔缺损"部分内容。

2. 并发症的观察与护理

（1）心律失常

室间隔缺损封堵术后常见的并发症为各种心律失常，多由封堵器脱落、封堵器对心肌局部的刺激、室间隔房室传导组织的水肿和封堵器选择过大挤压局部组织产生的水肿影响传导束所致。因此封堵术后对患者进行心电监护尤为重要，心电图的变化可直接反映术后封堵的效果。因此术后应立即给予心电遥测，护士要密切观察心电图的变化，经常听诊心脏有无杂音，并结合患者的主诉，正确判断有无病情变化。封堵术后除了可能出现因为封堵器脱落而引起房性期前收缩、室性期前收缩等心律失常外，还可能出现传导阻滞，这一情况多见于小儿术后和面积较大的室间隔缺损封堵术后。常规术后可给予地塞米松 5mg 静脉推注，术后连用 3 天，并结合术后心电图的情况及时用药。

（2）出血

室间隔缺损封堵手术一般有股动脉、股静脉 2 个穿刺点，患者术后 30 分钟测血压 1 次，共测 6 次，拔除股动脉鞘管前向患者做好解释工作，嘱患者排空大小便，准备好抢救器材和阿托品、多巴胺等药物，保持静脉通畅，以防止拔管时发生自主神经反射。拔除鞘管后伤口按压 20 分钟，再加压包扎，予沙袋压迫 6 小时，嘱患者患侧肢体制动，卧床休息 12 小时。拔除动脉鞘管后，护士要经常检查患者伤口情况，观察患者足背动脉搏动情况及皮肤温度、颜色变化，防止发生动脉栓塞。密切观察患者伤口有无渗血、渗液，如有少量渗血要及时更换敷料；如有皮下瘀斑要做好标记，动态观察其大小，防止发生皮下血肿。

（3）血栓

室间隔缺损患者术后常规给予阿司匹林肠溶片，以 2～3mg/（kg•d）的剂量口服。不需要静脉使用肝素稀释液，因为心室内血液流动的速度远远大于心房内血液的流速，不容易生成血栓，所以室间隔缺损封堵术后抗凝药物使用的剂量比房间隔缺损封堵术后要小。

（4）溶血

封堵术后要观察患者尿液的颜色，有无酱油色小便（即血红蛋白尿）排出。血红蛋白尿多为封堵术后并发症残余分流引起，因此术后护士应加强对患者病情的监护，经常观察患者血象的变化，一旦出现尿液颜色异常要及时汇报医生。

（五）健康教育

参见本章第二节"房间隔缺损"部分内容。

第四节　动脉导管未闭

婴儿出生后 10～15 小时动脉导管即开始发生功能性闭合。到出生后 2 个月，80% 以上婴儿的动脉导管均已完成器质性闭合。1 年后 95% 婴儿的动脉导管均已闭锁。动脉导管持续不闭合者称为动脉导管未闭（PDA）。

一、分类

动脉导管未闭位于肺动脉主干（或左肺动脉）与左锁骨下动脉开口处远侧的降主动脉处。最长者可达 3cm，最短者仅 2～3mm，直径 5～10mm 不等。按其形态可分类如下：

一是管型，长度多在 1cm 内，导管两端基本相等，成人患者多属此型。

二是窗型，导管极短，几乎无长度，肺动脉与主动脉紧贴呈窗状，一般直径较大。

三是漏斗型，长度与管型相似，但近主动脉处粗大，近肺动脉处狭小，呈漏斗状，有时甚至类似动脉瘤。

除上述变化外，可有肺动脉及其分支扩张，甚至类似动脉瘤样改变，未闭的动脉导管内可有血栓形成，左右心室肥厚及扩张。

二、临床表现与诊断

（一）临床表现

1. 症状

分流量小常无症状。中度分流量以上，有劳累后心悸、气喘、乏力和咳嗽症状。少数患者有发育障碍，易并发呼吸道感染和感染性心内膜炎，晚期可发生心力衰竭，如已发生阻塞性肺动脉高压，则会出现呼吸困难且日渐加重及发绀等。

2. 体征

心尖冲动增强并向左下移位，心浊音界向左下扩大。胸骨左缘第 2 肋间偏外侧有响亮的连续性杂音。向左上颈背部传导，伴有收缩期或连续性细震颤。出现肺动脉高压后，可能仅听到收缩期杂音。肺动脉第二音亢进及分裂，肺动脉瓣可有相对性关闭不全的舒张期杂音。分流量较大时，由于通过二尖瓣口的血流增多、增速，心尖部有短促的舒张中期杂音。还可有周围血管体征，包括：颈动脉搏动增强、脉压加大、水冲脉、毛细血管搏动、枪击音和杜氏征等。

（二）影像学诊断

1. X 线

轻型患者 X 线检查可无异常发现。分流量较大者可见肺动脉主干凸起，肺门管阴影增大，搏动增强，肺充血。主动脉结扩大，左心室、右心室增大。分流量大时左心房亦见增大，右心室增大更为明显，肺动脉干突出显著，由于肺小动脉痉挛甚至硬化，扩张的左右肺动脉远端变细，肺野充血反而不明显。

2. 超声心动图

左心房、左心室增大，主动脉增宽，并可显示未闭动脉导管管径与长度。多普勒超声可于主、肺动脉远端测出收缩与舒张期湍流频谱。

3. 心导管检查

右心导管检查可见肺动脉水平血氧饱和度和氧含量增高。根据分流量的不同，右心室和肺动脉压力正常或有不同程度的增高。有时导管从肺动脉经未闭动脉导管进入降主动脉，则诊断可更明确。如导管进入升主动脉则应首先考虑为主肺动脉隔缺损。

三、治疗方法

对于动脉导管未闭，以往唯一的治疗方法是开胸手术修补，随着介入心脏病学的发展，先后有多种方法应用于临床，除了 Porstmann 法以外，尚有 Rashkind 双面伞法、Sederis 纽扣式补片法、弹簧圈堵塞法、Amplatzer 蘑菇伞法。前三种方法操作复杂，并发症高，临床已不应用。目前主要应用后两种方法，尤其是 Amplatzer 蘑菇伞法应用最广。

（一）介入治疗的禁忌证

1. 动脉导管未闭合并肺动脉高压，且有右向左分流者。
2. 动脉导管未闭合并其他心脏复杂畸形患者。
3. 窗型动脉导管未闭。

（二）介入治疗的适应证

直径在 2mm 以上的动脉导管未闭可行介入治疗。

（三）介入手术的操作方法

1. 经静脉途径

穿刺股静脉→髂外静脉→髂总静脉→下腔静脉→右心房→右心室→肺动脉→未闭导管→主动脉→调整导管至动脉导管未闭开口处→主动脉造影→沿导管送入导丝→沿钢丝送入鞘管→将封堵器放入导管内→推送至主动脉→打开封堵器→回拉鞘管→封堵器覆盖动脉导管未闭主动脉侧→回撤鞘管→封堵成功

2. 经动、静脉途径

方法基本与经静脉途径相同，不同的是增加股动脉穿刺、经静脉放置鞘管、经鞘管送入导管、行主动脉造影。

经静脉入右心导管，行心导管检查。完成检查后将导管通过未闭动脉导管，交换输送鞘管，经鞘管送入封堵器。到位后经动脉造影评价封堵效果。

四、护理措施

（一）基础护理

患者住单人房间，测基础血压，注意消毒隔离及保暖，防止上呼吸道感染。保证充足的睡眠，使患者处于最佳手术状态。

（二）心理护理

向患者及家属介绍医学新进展及手术方法，让其观看手术录像，使其对治疗有一些感性认识，同时与患者多接触，并向其讲解一些易懂的相关知识，取得患者及家属的信任与合作。

（三）术前常规检查及准备工作

常规检查血尿常规、出凝血时间及肝肾功能等。术前 1 天做碘及普鲁卡因过敏试验；术前禁食 6 小时，禁水 4 小时；术前半小时排尿并肌内注射术前用药；心导管手术室备好各种急救器械及药品。

（四）术后严格卧床

患者去枕平卧 4 ～ 6 小时，头偏向一侧，保持下肢伸直并制动，不合作时给予镇静剂，如安定。卧床 48 小时后可下床活动，并嘱患者多饮水，以利于造影剂排出。术后次日清晨留尿送检。

（五）密切观察病情变化

给患者吸氧至麻醉清醒，氧流量 11L/min ～ 21L/min，常规给予心电监护 24 小时，听诊心脏有无杂音，密切观察患者面色、心率、呼吸、血压的变化。

第五节 完全性大动脉转位

完全性大动脉转位指主动脉和肺动脉对调位置，主动脉瓣不像正常人一样在肺动脉瓣的右后而在右前，接右心室，而肺动脉瓣在主动脉瓣的左后，接左心室。左右心房心室的位置，以及心房与心室的关系都不变。静脉血回右心房、右心室后出主动脉又到全身，而氧合血由肺静脉回左心房、左心室后仍出肺动脉进肺，使体循环与肺循环各走各路而失去循环互交的生理原则，其间必须有房间隔缺损封堵、室间隔缺损或动脉导管未闭的交换血流，患儿方能暂时存活。

本病是新生儿期最常见的发绀性先天性心脏病，发病率为 0.2‰～ 0.3‰，约占先天性心脏病的 5% ～ 7%，居发绀型先天性心脏病的第二位，若不治疗约 90% 的患儿在 1 岁内死亡。

一、临床表现

（一）青紫

出现早，半数患儿出生时即存在，绝大多数始于出生后 1 个月内。随着年龄的增长及活动量的增加，青紫逐渐加重。青紫为全身性，若同时并发动脉导管未闭，则出现差异性青紫，上肢青紫较下肢重。

（二）充血性心力衰竭

生后 3～4 周患儿出现喂养困难、多汗、气促、肝大和肺部细湿啰音等进行性充血性心力衰竭等症状。患儿常发育不良。

二、治疗方法

手术治疗。

三、护理评估

1．呼吸形态。

2．营养状况。

3．术前有无肺部感染和其他重要器官损害。

四、护理问题

1．低效性呼吸形态，与肺血增多、酸中毒和呼吸急促有关。

2．活动无耐力，与组织器官缺氧有关。

3．营养低于机体需要量，与组织器官缺氧、消化不良、吸收不良有关。

4．潜在并发症为肺部感染，与组织缺氧和低灌注引起的重要器官衰竭有关。

五、护理措施

（一）术前护理

1. 监测生命体征，尤其是测量患儿上下肢血压和血氧饱和度。每天测 4 次体温、呼吸、脉搏，3 天后改为每天 1 次，测体温时要安排人专门看护以免发生意外。每周测量体重 1 次。

2. 调整患儿一般情况，改善低氧血症、酸中毒和肝肾功能。并发动脉导管未闭的患儿术前只能低流量吸氧或不吸氧，因为高流量的氧气会使动脉导管的管壁肌肉收缩，使其关闭，而术前仅靠动脉导管未闭分流氧含量较高的血液到体循环，一旦动脉导管关闭将导致患儿很快死亡。

3. 保证充足营养，母乳喂养，少量多餐。应该经常饮水，避免出汗过多或其他原因造成患儿脱水，血液浓缩而形成血栓。

4. 绝对卧床休息，限制患儿活动，保持大便通畅，以免加重缺氧。

5. 术前常规准备。

（二）术后护理

1. 监测数据

持续监测患儿生命体征、中心静脉压（CVP）、动脉血压（ABP）、左房压（LAP）、肺动脉压、氧饱和度、呼吸末 CO_2 等，每 30～60 分钟记录一次。

2. 呼吸系统的监测

保持患儿呼吸道通畅，给予呼吸机辅助呼吸，严密观察其呼吸频率、胸廓起伏程度，听诊两肺呼吸音是否对称、清晰，及时吸出呼吸道分泌物。

3. 循环系统的监护

观察患儿面色、口唇颜色及末梢肢体温度。了解患儿组织灌注情况，密切观察心电图变化。

4. 泌尿系统

每小时记录尿量，观察患儿尿液的颜色、性质。测量尿比重，了解患儿肾功能情况。准确记录每小时出入量，注意出入液量是否平衡。

5. 维持水电解质酸碱平衡

观察患儿的囟门、眼睑、球结膜、皮肤褶皱，判断患儿体内水分布情况。输入液体均用微量注射泵控制，冲洗管道肝素液计入总入量，血液标本量，胃管引流量计入总出量，严格控制输液量。严密观察动脉血气。

6. 体温的监护

监测患儿肛温，低体重儿或小婴儿给予持续红外线辐射床保暖。患儿术后体温应控制在 36～37℃，复温时由于血管扩张可导致血压下降，因此在复温前应补足血容量。当出现发热反应时，以物理降温为主，如用冰袋、降温毯等。

7. 管道护理

保持各管道通畅，15～30 分钟挤捏一次心包引流管和（或）纵隔引流管和（或）胸腔引流管，观察引流液颜色、温度、性状，防止形成心脏压塞，及时发现术后出血。每小时用肝素冲洗桡动脉测压管道，保持术后有创压的持续监测。

8. 呼吸道管理

气管内插管选择经鼻气管插管。经鼻插管具有耐受性好、带管时间长、易于固定和容易进行口腔护理等优点。每班测量 并记录鼻尖或门齿至气管插管末的端距离，牢固固定气管插管，确保导管位置正常。加强呼吸道管理，加强呼吸道湿化，及时吸痰，防止痰液阻塞气道。每小时听诊双肺呼吸音一次，及早发现病情变化。

六、护理目标

1．呼吸形态得到改善。

2．营养状况得到改善或维持。

3．术前未发生肺部感染和其他重要器官损害。

七、急危重症观察与处理

（一）左心功能不全

1．临床表现：心排血量下降，肢端湿冷，心率快，血压不稳定。

2．处理：使用正性肌力药物、利尿剂、血管扩张剂，主动脉球囊反搏。

（二）心律失常

1．临床表现：室性期前收缩、室速、室颤、房室传导阻滞。

2．处理：①行血气分析，排除酸碱平衡紊乱、低氧等。②遵医嘱使用抗心律失常药物，首选利多卡因，观察药效及副反应。③电复律。④临时起搏器。⑤主动脉球囊反搏。

（三）肾功能不全和衰竭

1．临床表现：少尿、无尿。

2．处理：①维持心排血量。②扩张肾血管。③肾功能不全应立即处理，及时透析。

八、健康教育

（一）活动

拔除各种引流管后，可根据病情鼓励患儿尽早离床活动，以促进其早日康复，注意活动要循序渐进。

（二）饮食护理

因低温麻醉术后易引起肠麻痹，腹胀明显，所以有的患儿会呕吐频繁，可给予插胃管，抽出胃内容物，肠蠕动恢复后予进流食，逐渐恢复正常饮食，加强营养。新生儿或小婴儿鼻饲喂养时应确定胃管位置，喂奶速度要慢，利用重力使空针中的奶滴入胃管，不适用空针推注或泵入的方式，以防发生喂养过度及误吸。

第八章　胸外科疾病护理

第一节　气胸

气胸是指胸膜腔内积气。胸膜腔由胸膜壁层和脏层构成，是不含空气的密闭的潜在性腔隙。任何原因使胸膜破损，空气进入胸膜腔，称为气胸。此时胸膜腔内压力升高，甚至由负压变成正压，使肺压缩，静脉回心血流受阻，产生不同程度的肺、心功能障碍。最常见的气胸是因肺部疾病使肺组织和脏层胸膜破裂，或者靠近肺表面的肺大疱、细小气泡自行破裂，肺和支气管内空气逸入胸膜腔，称为自发性气胸。

一、临床表现

根据气胸的性质，气胸可分为闭合性气胸、开放性气胸及张力性气胸。

（一）闭合性气胸

闭合性气胸是指在呼气肺回缩时使脏层胸膜破口自行封闭，空气不再漏入胸膜腔。

此时，胸膜腔内测压显示压力有所增高但仍低于大气压。其临床表现则根据胸膜腔积气量多少以及出现肺萎陷程度而有所不同。胸膜腔内积气量可分为小量（肺萎陷 30% 以下）、中量（肺萎陷 30% ～ 50%）和大量（肺萎陷 50% 以上）。小量积气时，患者呼吸、循环系统所受影响较小，常无特殊症状。随着胸膜腔积气量的增多，肺萎陷面积逐渐增加，继而影响肺的通气和换气功能，使通气／血流比失调。患者可出现胸闷、胸痛、呼吸困难等临床表现。查体可见气管向健侧移位，伤侧胸部叩诊呈鼓音，呼吸音明显减弱或消失，少部分患者可出现皮下气肿，位置与受伤部位有关。

（二）开放性气胸

开放性气胸是指胸壁破口持续开启，患者在吸气和呼气时，空气自由进出胸膜腔。患侧胸膜腔内压力为 0 上下。双侧胸腔压力失衡，进而出现纵隔扑动，患者症状可表现为呼吸困难、发绀和休克。体格检查时可见胸壁有明显创口通入胸腔，并可听到空气随呼吸进出的"嘶嘶"声音。伤侧叩诊呈鼓音，呼吸音消失，有时可听到纵隔扑动声。

（三）张力性气胸

张力性气胸是指胸膜破口形成活瓣性阻塞，吸气时开启，空气漏入胸膜腔，呼气时关闭，胸膜腔内气体不能再经破口返回呼吸道而排出体外。其结果是胸膜腔内气体愈积愈多，形成高压，使肺受压。由于肺萎陷严重，纵隔向健侧移位，循环受到障碍。患者常表现为严重呼吸困难、发绀，伤侧胸部叩诊呈高调鼓音，听诊呼吸音消失。若用注射器在第 2 肋或第 3 肋间穿刺，针栓可被空气顶出。查体可发现患者脉搏细弱，血压下降，气管显著向健侧偏移，伤侧胸壁饱满，肋间隙变平，呼吸动度明显减弱。患者可出现皮下气肿，多见于胸部、颈部和上腹部，严重时可扩展至面部、腹部、阴囊及四肢。

二、辅助检查

（一）影像学检查

胸部 X 线检查是诊断气胸的主要方法，可以显示肺萎陷的程度、肺内病变情况，以及有无胸膜粘连、胸腔积液和纵隔移位等。气胸线以外透亮度增高，无肺纹可见。大量气胸时，肺脏向肺门回缩，外缘呈弧形或分叶状。纵隔旁出现透光带提示有纵隔气肿。

（二）诊断性穿刺

胸腔穿刺既能明确有无气胸存在，同时通过抽出气体还达到减轻胸膜腔内压、缓解症状的目的。

三、治疗方法

根据气胸的不同类型适当进行排气，以解除胸腔积气对呼吸、循环所造成的阻碍，使肺尽早复张，恢复呼吸功能。

（一）闭合性气胸

小量气胸一般可在 1～2 周自行吸收，不需特别处理，但应注意观察其发展变化。中、大量气胸需行胸腔穿刺，或放置胸腔闭式引流，促使肺尽早膨胀。

（二）开放性气胸

开放性气胸须尽快封闭胸壁创口，变开放性气胸为闭合性气胸。可用多层清洁布块或凡士林纱布，在患者深呼气末敷盖创口并用胶布或绷带包扎固定。要求封闭敷料够厚以避免漏气，但不能往创口内填塞；范围应超过创口边缘 5cm，包扎固定牢靠。进一步需根据患者的不同情况给予输血、补液和吸氧等治疗，纠正呼吸和循环功能紊乱。待患者呼吸循环稳定后，在气管内插管麻醉下进行清创术并留置胸腔闭式引流管。如果怀疑有胸内重要脏器、血管损伤，活动性出血或异物留存，应尽早进行剖胸探查处理。

（三）张力性气胸

张力性气胸最首要的急救在于迅速行胸腔排气解压。可用大号针头从锁骨中线第 2 肋间刺入胸膜腔，即刻排气减压。将针头用止血钳固定后，在其尾端接上乳胶管，连于水封瓶，若未备有水封瓶，可将乳胶管末端置入留有 100 ～ 200mL 盐水的输液瓶内底部，并用胶布固定于瓶口以防滑出，做成临时胸腔闭式引流。紧急时可在穿刺针尾端缚一橡皮指套、气球或避孕套等，其顶端剪一个约 1cm 的小口，制成活瓣排气针，以阻止气体进入，便于气体排出。

经急救处理后，置患者于斜坡半坐位，在胸腔最高位置胸腔引流管接水封瓶持续排气减压，如有需要可接负压吸引。若肺已充分复张，可于漏气停止后 24 ～ 48 小时拔除胸引管。若肺不能充分复张，应追查原因。疑有严重的肺裂伤或支气管断裂者，应进行开胸探查手术。

四、护理措施

护士要积极与医生配合，在现场暂无医生的情况下，护士要进行及时有效的处理。

急性期应嘱患者绝对卧床休息，保持情绪稳定以减少心、肺脏器的活动强度。同时给予吸氧、补充血容量、纠正休克等措施，缓解并改善临床症状。

密切观察患者有无气促、呼吸困难、发绀和缺氧等症状；观察患者的呼吸频率、节律和幅度有无异常；观察患者有无皮下气肿和气管移位等情况，早期发现异常，早报告、早治疗。

胸腔闭式引流的观察和护理应注意以下几个方面：

第一，保持管道密闭。①随时检查引流装置各个连接处是否连接完好，有无松脱或脱落现象。②定期观察并保持水封瓶长玻璃管在水下 3 ～ 4cm 处，防止空气进入胸腔。③在患者活动或被搬移以及需要更换胸引流瓶时，应双重夹闭引流管。

第二，保持管道通畅。①定期观察引流管内的水柱波动情况，正常的水柱上下波动 4 ～ 6cm，若引流管内的水柱随呼吸上下移动，或在患者深呼吸或咳嗽时有气泡逸出或液体流出，则表明管道通畅。若停止波动可能提示患者肺组织复张或胸腔引流管被堵塞。如出现张力性气胸的早期症状，首先应怀疑引流管被血块堵塞，要设法捏挤引流管使其通畅，并立即报告医生处理。②定期挤压引流管，初期每 30 ～ 60 分钟就要向水封瓶方向挤压引流管一次，及时检查管路是否有打折、受压、扭曲、滑落及堵塞等现象。③鼓励患者多活动，增加呼吸强度，也可依靠重力作用促进引流。

第三，妥善固定引流管。将引流管留出足够长的一段以方便患者翻身活动，避免因体位变化时牵拉引流管，发生引流管的移位或脱落。

第四，严格无菌操作，防止逆行感染。① 观察患者伤口有无渗血和液体，如果伤口渗出较多，应及时通知医生更换敷料。② 引流瓶不应高于患者胸部，必须处于患者胸腔以下 60 ～ 100cm 的位置，尽可能靠近地面或贴紧床边放稳。移动时一定要夹闭管路，严防瓶内液体倒流到胸腔。③ 更换引流瓶时要严格消毒各接头。

第五，密切观察并准确记录引流液的颜色、量及性质。做好交接班工作。

第六，做好心理护理和健康教育，消除患者的紧张情绪，积极配合治疗。① 指导患者适当的运动翻身，并进行深呼吸和咳嗽，或者吹气球，这有利于促进肺组织的扩张。② 指导患者不食辛辣、刺激性强的食物，多吃粗纤维的食物，如芹菜、竹笋、蔬菜、水果等，避免发生便秘。③ 在气胸痊愈的 1 个月内，不要剧烈运动，如打球、跑步、抬提重物、剧烈咳嗽、屏气等。

第二节　血胸

胸膜腔积血称为血胸，与气胸同时存在称为血气胸。血胸可由胸腔内任何组织结构的损伤出血所引起。血胸对肺和纵隔的压迫更加严重。胸膜腔积血后，首先同侧肺受压而萎陷，大量血胸时纵隔被推向健侧，使对侧肺也因受压而萎陷，导致呼吸困难和循环功能紊乱，严重者可呈现休克症状。另外，当胸腔内迅速积聚大量血液，超过肺、心包和膈肌运动所起的去纤维蛋白作用时，胸腔内积血发生凝固，形成凝固性血胸。血液凝固后，附在胸膜上的纤维素和血凝块逐渐机化，形成纤维组织，覆盖束缚肺和胸壁，限制胸壁活动幅度。

再者，血液是细菌繁殖的良好培养基，若血胸未经及时处理，从胸壁或胸内器官创口进入的细菌易引致胸膜腔感染形成脓胸。

一、临床表现

血胸的临床表现与出血量、出血速度以及患者的体质有关。肺组织出血大多数由于肋骨骨折断端刺破胸膜和肺所致，由于破裂的血管小，肺循环血压低，出血处常能被血块所封闭而自行停止，一般出血量不多。肋间动脉或胸廓内动脉破裂，由于体循环动脉血压高，出血不易自行停止，出血量较多。心脏或胸内大血管，如主动脉及其分支，上、下腔静脉和肺动静脉破裂，出血量大，伤情重，患者常在短时间内因大量失血而死于休克。

血胸的临床表现随出血量、出血速度、胸内器官创伤情况和患者体质而有所不同。一般来讲，成人血胸量小于 500mL 为少量血胸，500 ～ 1 000mL 为中量血胸，大于 1 000mL 为大量血胸。对于少量血胸患者，临床上可不呈现明显症状，查体也常无异常体征。中等量以上血胸，出血速度快、短时间即超过 1 000mL 者，则呈现面色苍白、脉搏快而弱、呼吸急促、血压下降等低血容量休克症状。当胸膜腔大量积血压迫肺和纵隔引起呼吸困难和缺氧等时，查体可呈现气管、心脏向健侧移位，伤侧肋间隙饱满，叩诊呈实音，呼吸音减弱或消失。出现以下征象时应考虑患者可能存在进行性出血：①持续出现低血容量休克症状，经补充血容量仍不缓解。②胸腔引流血量每小时超过 200mL，并持续 3 小时以上。③胸腔引流出的血液很快凝固。

二、辅助检查

（一）影像学检查

1. 胸部 X 线检查是最常用的检查。积留在肋膈窦的小量血胸，胸部 X 线检查可能不易被发现，有时可见到肋膈角消失。血胸血量较多者，则显现伤侧胸部密度增大。大量血胸则显示大片浓密的积液阴影和纵隔向健侧移位征象。血胸、气胸患者则显示液平面。

2. 胸部 B 超检查可明确积血的位置与量。

（二）实验室检查

胸膜腔积血可引起低热，但如患者出现寒战、高热，应穿刺抽液送做细菌涂片和培养检查。若红细胞、白细胞计数比例明显增加，达 100 ：1，提示可能存在化脓性感染。

（三）胸膜腔穿刺

胸膜腔穿刺抽出血性液体时即可诊断为血胸。若演变形成纤维胸，如范围较大者可出现病侧胸廓塌陷，呼吸运动减弱，气管、纵隔向病侧移位，肺通气量减少。X 线检查显示纤维板造成的浓密阴影。

三、治疗方法

血胸的治疗原则应为及时排出积血、促使肺复张、改善肺功能和预防感染。

（一）密切观察

血胸血量很少且无活动性出血倾向时，积血常能迅速被吸收而不残留后遗症，故无须特殊处理。

（二）留置胸腔闭式引流

中等量以上血胸（1 000mL 以上），应早期安置胸腔闭式引流，可以尽快排出积血和积气，使肺及时复张，这也是预防胸内感染的有力措施，同时有监测漏气及活动出血的作用。

（三）手术治疗

对于胸膜腔进行性出血，则应在输血补液等抗休克治疗的同时，及时施行剖胸探查术，清除血块和积血，寻找出血来源。对于胸壁血管出血者，可分别在血管破口的近远端缝扎止血。绝大多数肺裂伤出血可缝合止血，但如为广泛裂伤，组织损伤严重，则须做肺部分切除术。凝固性血胸可在创伤后 2 ～ 3 天，胸膜纤维层形成后施行剖胸探查术，剥除胸壁和肺表面胸膜上纤维组织板，使胸壁活动度增大，肺组织扩张，改善呼吸功能。

（四）其他

血胸并发胸膜腔感染者，按脓胸进行治疗。

四、护理措施

（一）备好急救用物

血胸患者多以急诊方式入院，且病情较重，因此，护士在患者入院时应准备好抢救用物，如胸腔穿刺包、气管切开包、胸腔闭式引流瓶、吸氧管、吸痰管、输液器及各种检测和抢救药品等。

（二）密切监测患者生命体征及尿量

血胸患者常常会出现低血容量休克症状，因此生命体征监测尤为重要。患者入院后，应立即给予鼻导管吸氧（一般 4L/min），测量血压，接好心电监护，观察心率，观察有无心律失常，有条件者监测手指脉搏氧饱和度。开始时每 15 分钟记录 1 次生命体征，平稳后改为每 30 分钟记录 1 次，以后视病情变化遵医嘱执行。同时开放静脉通道，便于抢救用药。

若患者出现休克症状，应平卧。患者生命体征平稳后可改用半卧位，头部及上身支高 30° ～ 45°。这种体位使膈肌下降到正常位置，有利于通气及胸腔引流。每 1 ～ 2 小时为患者常规翻身一次或卧气垫床，但严重胸外伤则不宜翻身。

（三）密切观察胸腔引流的颜色、量和性质

若引流量每小时超过 200mL 并持续 3 小时以上且引流出的液体颜色鲜红很快凝固，说明有活动性出血的可能，应积极做好开胸手术的准备。

（四）保持呼吸道通畅，维护呼吸功能

由于胸腔内大量积血压迫患侧肺和纵隔，而影响呼吸。因此，护士应在患者入院后及时给予雾化吸入等方法，及时清除口腔和呼吸道分泌物，以保持呼吸道通畅。

（五）其他

对安置胸腔闭式引流的患者，应做好相应的专科护理。

第三节　创伤性窒息

创伤性窒息是闭合性胸部伤中一种较为少见的综合病症，其发生率占胸部伤的 2% ～ 8%。创伤性窒息是指钝性暴力作用于胸部的瞬间，伤者声门突然紧闭，气管及肺内空气不能外溢，引起胸膜腔内压骤然升高，压迫心脏及大静脉，由于上腔静脉系统缺乏静脉瓣，这一突然高压使右心血液逆流而引起静脉过度充盈和血液淤滞，并发广泛的毛细血管破裂和点状出血，甚至小静脉破裂出血，导致上半身广泛皮肤、黏膜的末梢毛细血管淤血及出血性损害。

一、临床表现

创伤性窒息多见于胸廓弹性较好的青少年和儿童，多数不伴胸壁骨折。主要临床表现为面、颈、上胸部皮肤，以及口腔、球结膜、鼻腔黏膜出现针尖大小的蓝紫色瘀斑，以面部与眼眶部为明显。眼球深部组织

内有出血时可致眼球外凸，视网膜血管破裂时可致视力障碍，甚至失明。鼓膜破裂可导致外耳道积血，进而引起耳鸣及听力障碍。颅内轻微的点状出血和脑水肿产生缺氧时可引起暂时性意识障碍、烦躁不安、头晕、头胀，甚至四肢抽搐、肌张力增高和腱反射亢进等，瞳孔可扩大或缩小。若有颅内静脉破裂，患者可发生昏迷，甚至死亡。

二、辅助检查

（一）胸部 X 线

胸部 X 线是诊断肺挫伤的重要手段，范围可由小的局限区域到一侧或双侧，程度可由斑点状浸润、弥漫性或局部斑点融合浸润，至弥漫性单肺或双肺大片浸润或实变阴影。

（二）CT 检查

CT 检查显示肺实质裂伤和围绕裂伤周围的一片肺泡积血而无肺间质损伤。

（三）其他检查

①检查心肌酶系统变化，了解心肌挫伤程度。②心电图检查，了解心电情况。③眼底检查，了解玻璃体、视网膜、视神经出血情况。

三、治疗方法

出血点及瘀斑一般 2～3 周可自行吸收消退，不需特殊处理。对于单纯创伤性窒息者，仅需在严密观察下给予对症治疗，包括半卧位休息、维持呼吸循环系统稳定、适当镇痛和镇静等。创伤性窒息本身并不引起严重后果，其预后取决于胸内、颅脑及其他脏器损伤的严重程度。对于有合并伤者，应针对具体伤情采取相应的急救和治疗措施。

四、护理措施

（一）一般护理

1. 密切观察

①对于典型症状的创伤性窒息患者，应高度警惕有无合并损伤。②在复苏和抢救休克的同时，观察患者的神志、瞳孔、肌张力和各种病理反射，并将患者迅速转移到病房。③每 30 分钟测 1 次血压、脉搏、呼吸，必要时随时测量。有异常情况及时通知医生，并配合医生妥善处理。

2. 保持呼吸道通畅，维持足够的通气量

①对于重症患者，在呼吸道通畅的情况下，及早经鼻导管给氧，5～7L/min，以避免发生脑和其他组织缺氧。②对于呼吸困难者，应保持呼吸道通畅，行气管插管或气管切开术，使用机械通气，纠正低氧血症。

3. 做好心理护理及对症处理

因为突然受伤，加上外观上的显著改变，患者往往感到紧张、害怕，护士要热情、耐心地做好安慰、解释工作，消除患者的恐惧心理，使其配合治疗。

（二）并发症的护理

1. 脑水肿

创伤性窒息的中枢神经系统症状主要是由脑缺氧和脑水肿引起的颅内压升高所致，及时处理脑水肿能预防脑疝的发生。具体护理措施如下：

①保持呼吸道通畅，清除呼吸道异物或切开气管，及时吸痰，预防脑缺氧。②正确使用脱水利尿药物，减轻脑水肿。③高压给氧。④给能量合剂，纠正代谢紊乱。⑤清除低渗性因素，必要时补充钠，限制水分输入。⑥护士要密切观察患者病情变化，注意有无反跳现象出现，有异常情况及时通知医生，按不同病因及病情进行处理。

2. 心肌挫伤及肺挫伤

创伤性窒息有肺挫伤时，常有心肌挫伤伴随存在。具体护理措施如下：

①使用呼吸机，用机械通气帮助呼吸的方法最为有效。早期应用，不仅可以减轻患者自主呼吸时呼吸肌的工作量和耗氧量，还可增加肺泡通气量，有助于消除肺水肿，预防肺不张，并使已萎陷的肺泡重新膨胀。②给予雾化吸入，避免呼吸道干燥。③应用呋塞米等利尿药，同时提高血浆蛋白含量，使血浆胶体渗透压增高，以利于消除肺水肿。④心电图有改变者应使用能量合剂。⑤护士要熟悉呼吸机和心电监护仪的使用和管理方法，了解治疗中可能出现的问题。

3. 视网膜及神经损伤

创伤性窒息的眼部症状是创伤性窒息的主要表现，约 20% 的患者因球后淤血、水肿而致眼球突出。多数患者伤后有视力障碍或丧失，是视网膜水肿、出血，视神经供血不足或神经鞘内出血等原因造成的。具体护理措施如下：

① 早期使用类固醇类药物控制感染。② 患者绝对卧床休息，取一定的头高脚低位或根据医嘱用沙袋固定头部。③ 协助患者日常生活，但不要移动其头部。④ 注意预防并发症，如感冒、咳嗽等。

第九章 肛肠外科疾病护理

第一节 肠易激综合征

肠易激综合征（IBS）是一种以腹痛或腹部不适伴排便习惯改变为特征的功能性肠病。本病患者以中青年居多，50 岁以后首次发病者少见，男女比例约为 1 ∶ 2。

一、常见病因

本病病因尚不清楚，可能与多种因素有关。目前认为，IBS 的病理生理学基础主要是胃肠动力学异常和内脏感觉异常，而造成这些变化的机制尚未被阐明。肠道感染和精神心理障碍是 IBS 发病的重要因素。

二、临床表现

本病起病隐匿，症状反复发作或慢性迁延，病程可长达数年至数十年，但患者全身健康状况却不受影响。精神、饮食等因素常诱使症状复发或加重。最主要的临床表现是腹痛与排便习惯和粪便性状的改变。

（一）症状

1. 腹痛

以下腹和左下腹多见，多于排便或排气后缓解，睡眠中痛醒者极少。

2. 腹泻

一般每日 3 ～ 5 次，少数患者在严重发作期可达十数次。大便多呈稀糊状，也可为成形软便或稀水样，多带有黏液；部分患者粪质少而黏液量很多，但绝无脓血。排便不干扰睡眠。部分患者腹泻与便秘交替发生。

3. 便秘

排便困难，粪便干结、量少，呈羊粪状或细杆状，表面可附黏液。

4. 其他消化道症状

多伴腹胀感，可有排便不净感、排便窘迫感。部分患者同时有消化不良症状。

5. 全身症状

相当一部分患者可有失眠、焦虑、抑郁、头晕、头痛等精神症状。

（二）体征

无明显体征，可在相应部位有轻压痛，部分患者可触及腊肠样肠管，直肠指检可感到肛门痉挛、张力较高，可有触痛。

三、治疗方法

治疗原则主要是积极寻找并消除促发因素和对症治疗，强调综合治疗和个体化的治疗原则。

（一）一般治疗

详细询问病史以求发现诱发因素，并设法予以消除。告知患者 IBS 的诊断并详细解释疾病的性质，以解除患者的顾虑和提高其对治疗的信心，这是治疗最重要的一步。指导患者建立良好的生活习惯。饮食上避免诱发症状的食物，一般而言，宜避免产气的食物，如乳制品、大豆等。高纤维食物有助改善便秘。对于失眠、焦虑者，可适当给予镇静药。

（二）针对主要症状的药物治疗

1. 胃肠解痉药抗胆碱药物可作为缓解腹痛的短期对症治疗药物。

2. 止泻药洛哌丁胺或地芬诺酯的止泻效果好，适用于腹泻症状较重者，但不宜长期使用。

3. 对于便秘型患者，应酌情使用泻药，宜使用作用温和的轻泻剂以减少不良反应和药物依赖性。

4. 抗抑郁药用于腹痛症状重、上述治疗无效且精神症状明显者。

5. 其他肠道菌群调节药，如双歧杆菌、乳酸杆菌、酪酸菌等，可纠正肠道菌群失调。据报道，这些药物对腹泻、腹胀有一定疗效，但确切的临床疗效尚待证实。

（三）心理和行为疗法

症状严重而顽固，经一般治疗和药物治疗无效者应考虑予以心理行为治疗，包括心理治疗、认知疗法、催眠疗法和生物反馈疗法等。

四、护理评估

（一）一般情况

患者的年龄、性别、职业、婚姻状况、健康史、心理、既往史，饮食习惯等。

（二）身体状况

主要是评估腹部不适的部位、性状、时间等；了解腹泻的次数、性状、量、色、诱因及便秘的情况。

五、护理措施

（一）饮食的护理

不论哪种类型的 IBS 都或多或少与饮食有关，80% 腹泻为主型 IBS

的患者的症状发作与饮食有密切的相关性。因此应避免食用诱发症状的食物。这些食物因个人而异，通常是产气的食物，如牛奶、大豆等。早期应尽量吃低纤维素食物，但便秘型患者可吃高纤维素食物，以改善便秘症状。

（二）排便及肛周皮肤护理

可以通过人为干预，尽量改变排便习惯。对于腹泻型患者，观察其粪便的量、性状、排便次数并记录。多卧床休息，少活动。避免受凉，注意腹部及下肢保暖。做好肛门及周围皮肤护理，便后及时用温水清洗，勤换内裤，保持局部清洁、干燥。如肛周皮肤有淹红、糜烂，可使用抗生素软膏涂擦，或行紫外线理疗。对于便秘型患者，可遵医嘱给予开塞露等通便药物。

（三）心理护理

IBS 多发生于中青年，尤以女性居多。多数患者由于工作、家庭、生活等引起长期而过度的精神紧张，因此应该给予患者更多的关怀，自入院起尽可能给予他们方便，使他们对新的环境产生信任感和归属感。在明确诊断后更要耐心细致地给他们讲解病情，使他们对所患疾病有深刻的认识，避免对疾病产生恐惧，消除紧张情绪。耐心细致的讲解也会使患者产生信任感和依赖感，有利于缓解病情。

六、健康教育

1. 指导患者应保持良好的精神状态，注意休息，适当运动（如散步、慢跑等），以增强体质，保持心情舒畅。

2. 纠正不良的饮食及生活习惯，戒烟忌酒，作息规律，保证足够的睡眠时间，睡前温水泡足，不饮咖啡、茶等兴奋性的饮料。

3. 复发时应首先通过心理、饮食调整。效果不佳者应到医院就诊。

第二节　肠结核

肠结核是结核杆菌侵犯肠道引起的慢性特异性感染。过去在我国比较常见，随着人民生活水平的提高、卫生保健事业的发展及结核患病率的下降，本病亦逐渐减少。患者发病年龄为 2 ～ 72 岁，而以 21 ～ 40 岁最多，女性多于男性，比例约为 1.85 ∶ 1。根据大体形态学表现，肠结核可分为溃疡型、增殖型和混合型。绝大多数患者继发于肠外结核病，主要是肺结核。无肠外结核病灶者称原发性肠结核，占肠结核的 10%以下。

一、护理评估

（一）评估患者的健康史及家族史

询问患者既往身体状况，尤其是近期是否患有身体其他部位的结核病，或近期是否与结核患者接触过。

（二）临床症状的评估与观察

1. 评估患者腹痛的症状

有腹痛症状者占 95% 以上，疼痛性质一般为隐痛或钝痛，禁食易诱发或加重，排便后疼痛可有不同程度的缓解。

2. 评估患者腹泻与便秘的症状

腹泻常与腹痛相伴随。大便每日数次至数十次，半成形或水样，常有黏液，重症患者有广泛溃疡者可有脓血便，量多，有恶臭味。常在清晨排便，故有"鸡鸣泻"之称。小肠结核如果病变广泛，可引起吸收不良而发生脂肪泻。无腹泻而只便秘者约占 25%。腹泻与便秘交替常被认为是肠结核的典型症状。腹泻数日继而便秘，如此循环交替。

3. 评估患者有无腹部肿块

腹部肿块主要见于增殖型肠结核。溃疡型肠结核有局限性腹膜炎，病变肠曲和周围组织粘连，或同时有肠系膜淋巴结结核者，也可出现腹部肿块。

4. 评估患者的营养状况、有无营养障碍

因进食可诱发疼痛，患者常有食欲不振、畏惧进食症状，食量因此而减少。肠管炎症引起的淋巴梗阻、淤张，使肠局部蠕动异常，发生肠内容物瘀滞，加之肠道菌群失调等因素干扰了食物的消化与吸收，甚至发生脂肪泻，从而导致患者体重下降，并有贫血等一系列营养障碍的表现。

5. 评估患者有无发热症状

溃疡型肠结核有结核毒血症，表现为午后低热、不规则热、弛张热或稽留高热，患者体温多在38℃，伴有盗汗。增殖型肠结核可无发热或有时低热。

6. 评估患者有无肠外表现

可有倦怠、消瘦、苍白，随病程发展可出现维生素缺乏、脂肪肝、营养不良性水肿等表现。部分患者可出现活动性肺结核的临床表现。

7. 评估患者有无肠梗阻、肠出血、肠穿孔的症状

患者并发肠梗阻时有腹绞痛，常位于右下腹或脐周，伴有腹胀、肠鸣音亢进、肠型与蠕动波；并发肠穿孔时，由于病变周围多有组织粘连，弥漫性腹膜炎较少见。

（三）辅助检查评估

1. 血液检查

溃疡型肠结核可有中度贫血，无并发症时白细胞计数一般正常，90%的患者血沉明显增快。

2. 粪便检查

外观常为糊状不成形便，或有黏液，镜检见少量脓细胞或红细胞，隐血可呈弱阳性。

3. 纯化（结核）蛋白衍生物皮内试验

PPD结果如为强阳性有助于本病的诊断。

4. X线检查

X线征象有：① 肠蠕动过快，钡剂通过加速，有间歇性张力亢进，病变部位黏膜皱襞僵硬和增厚。② 钡剂通过病变部位出现激惹现象，称为Stierlin征。③ 小肠有梗阻时有肠管扩张、钡剂排空延迟和分节现象，钡剂呈雪花样分布、边缘呈锯齿状。④ 盲肠不充盈，升结肠缩短。⑤ 盲肠部位扭曲，回盲瓣出现裂隙，回肠末端出现宽底三角形、底向盲肠，称为Fleischner征。

5. 内镜检查

内镜特征有：①回盲部为主。②肠黏膜充血、水肿。③环形溃疡、溃疡边缘呈鼠咬状。④大小、形态各异的炎性息肉，肠腔变窄。⑤病理检查可见干酪样坏死性肉芽肿或用抗酸染色法发现抗酸结核杆菌。

6. 结核菌素（简称结素）试验

目前通用的结素有两类：一是旧结素（OT），是结核菌的代谢产物，由结核菌培养滤液制成，主要含结核蛋白。OT抗原不纯可引起非特异反应。另一类是结核菌纯蛋白衍化物（PPD），是从旧结素滤液中提取结核蛋白精制而成，为纯结素，不产生非特异性反应，故临床上被广泛使用。

方法：通常在左前臂屈侧中部皮内注射0.1mL（5U），48～72小时后测皮肤硬结直径，小于5mm为阴性，5～9mm为弱阳性，10～19mm为阳性，大于20mm或局部有水疱、坏死为强阳性。

（四）心理及社会因素评估

1. 评估患者对肠结核的认识程度。

2. 评估患者的心理承受能力、性格类型。

3. 评估患者是否缺少亲人及朋友的关爱。

4. 评估患者是否存在焦虑及恐惧心理。

5. 评估患者是否有经济负担。

6. 评估患者的生活方式及饮食习惯。

（五）腹部体征的评估

疼痛部位大多在右下腹部，也可在脐周、上腹或全腹部，因病变所在的部位不同而异。腹部肿块常位于右下腹，一般比较固定，中等质地，伴有轻度或中度压痛。

二、护理问题

1. 腹痛。由病变肠曲痉挛及蠕动增强所致。

2. 腹泻。由溃疡型肠结核所致肠功能紊乱所致。

3. 便秘。由肠道狭窄、梗阻或胃肠功能紊乱所致。

4. 体温过高。由结核毒血症所致。

5. 营养失调，低于机体需要量。由结核杆菌毒性作用、消化吸收功能障碍所致。

6. 肛周皮肤完整性受损。与腹泻有关。

7. 潜在的并发症：肠梗阻、肠穿孔。由溃疡愈合后或腹腔粘连后出现的瘢痕收缩所致。

8. 知识缺乏。缺乏结核病的预防及治疗知识。

9. 焦虑。由病程长、疗程长所致。

10. 活动无耐力。由肠结核引起的体质衰弱所致。

三、护理目标

1．患者主诉腹痛缓解。

2．患者主诉大便次数减少或恢复正常的排便次数。

3．患者体温恢复正常。

4．患者体重增加，或精神状况转好、面色红润。

5．患者在住院期间肛周皮肤完整无破损。

6．通过护士密切观察能够及早发现梗阻或穿孔症状和腹部体征，及时给予处理。

7．患者在住院期间能够复述肠结核的预防、保健知识。

8．患者焦虑程度减轻，能积极主动配合治疗。

9．患者住院期间活动耐力不断增强。

四、护理措施

（一）一般护理

1．为患者提供舒适安静的环境，嘱患者卧床休息，避免劳累。

2．室内定时通风，保持空气清新，调节合适的温度湿度。

3．患者大便次数多时，指导患者保护肛周皮肤，每次便后用柔软的卫生纸擦拭，并用温水清洗，以软毛巾蘸干。避免用力搓擦，保持局部清洁、干燥。如有发红，可局部涂抹鞣酸软膏或润肤油。

4．对于便秘的患者，应鼓励其多饮水、定时如厕，养成规律排便的习惯；适量进食蔬菜水果，保持大便通畅。

（二）心理护理

1．患者入院时主动接待，热情服务，向患者及家属介绍病房环境及规章制度，取得患者及家属的合作，消除恐惧心理。

2．患者腹痛、腹泻时，应耐心倾听患者主诉，安慰患者，稳定患者情绪，帮助患者建立战胜疾病的信心。

3．向患者讲解肠结核的相关知识，介绍各种检查的必要性、术前准备及术后注意事项，消除患者紧张、恐惧的心理，使其积极配合治疗。

（三）治疗配合

1．注意观察患者腹痛的部位、性质、持续时间、缓解方式，腹部体征的变化，及时发现、避免肠梗阻、肠穿孔等并发症。协助患者采取舒适的卧位。

2．注意观察患者大便次数、性状、量的变化，以及有无黏液、脓血，及时通知医生给予药物治疗。

3．注意观察患者生命体征变化，尤其是体温的变化，遵医嘱给予患者物理及药物降温。

4．评估患者营养状况，监测血电解质、血红蛋白及血清总蛋白、清蛋白变化，观察患者皮下脂肪厚度、皮肤弹性，以及皮肤黏膜有无干燥。

5．指导患者合理选择饮食，并向患者及家属解释营养对肠结核的重要性，与其共同制订饮食计划，选用清淡易消化，含高维生素、高蛋白、高热量的食物。腹泻患者应限制纤维素、乳制品及高脂食物的摄入；便秘患者则应适量增加纤维素的摄取。

6．指导患者合理用药，观察用药后效果及不良反应。

7．每周测体重 1～2 次。如有腹腔积液每日测腹围一次。

（四）用药护理

1．抗结核药（链霉素、异烟肼、利福平、乙胺丁醇、吡嗪酰胺等）。一般采用 2～3 种药物联合应用，用药时间 2～3 年。链霉素使用前应做皮试，抗结核药宜空腹服用，服药后可有恶心、呕吐、药疹等不良反应。以上药物存在肝毒性，应定期检查肝功能。

抗结核药使用的注意事项：

（1）药物联合应用，强调早期、联合、适量、规律、全程化学治疗的重要性。

（2）用药时间长，2～3年。

（3）链霉素使用前应做皮试。

（4）抗结核药宜空腹服用，服药后可有恶心、呕吐、药疹等不良反应，以上药物存在肝毒性，应定期检查肝功能。

（5）检测有无不良反应。

（6）注意有无巩膜黄染、肝区疼痛、胃肠不适、眩晕、耳鸣等不良反应。

（7）切不可自行断药。

2. 有计划、有目的地向患者及家属逐步介绍有关药物治疗的知识。

3. 强调早期、联合、适量、规律、全程化学治疗的重要性，使患者树立治愈疾病的信心，积极配合治疗。督促患者按医嘱服药、培养按时服药的习惯。

4. 解释药物不良反应时，重视强调药物的治疗效果，让患者认识到发生不良反应的可能性较小，以激励患者坚持全程治疗。

5. 嘱患者如出现巩膜黄染、肝区疼痛、胃肠不适、眩晕、耳鸣等不良反应时，应与医生联系，不可自行停药。

五、健康教育

1. 向患者和家属讲解肠结核的保健知识，加强有关结核病的卫生宣教，肠结核患者的粪便要做消毒处理，防止病原体传播。

2. 嘱患者保证充足的休息与营养，生活规律，劳逸结合，保持良好的心态，以增强机体抵抗力。

3. 指导患者坚持抗结核治疗，保证足够的剂量与疗程。定期复查。学会自我检测抗结核药物的作用和不良反应，如有异常，及时复诊。

4. 肺结核患者不可吞咽痰液，应保持排便通畅。提倡用使用公筷进餐。牛奶应经过灭菌。

第三节　肠梗阻

肠梗阻是指肠内容物不能正常运行，无法顺利通过肠道，是外科常见的急腹症。

一、病因与发病机制

（一）根据肠梗阻发生的基本原因分类

1. 机械性肠梗阻

机械性肠梗阻为最常见的类型。由于各种原因引起肠腔狭小，使肠内容物通过发生障碍，引起梗阻。导致肠腔狭小的原因可有：肠腔堵塞，如寄生虫、粪石、异物、大胆石等；肠管受压，如粘连带压迫、肠管扭转、嵌顿疝或受肿瘤压迫等；肠壁病变，如肿瘤、炎症性狭窄、先天性肠道闭锁等。

2. 动力性肠梗阻

动力性肠梗阻指因神经反射或毒素刺激引起肠壁肌肉运动功能失调，使肠蠕动丧失或肠管痉挛，以致肠内容物不能正常运行而引起的肠梗阻。动力性肠梗阻无器质性的肠腔狭窄。

3. 血供性肠梗阻

血供性肠梗阻指由于肠系膜血管栓塞或血栓形成，使肠管血运障碍，继而发生肠麻痹，使肠内容物不能运行而引起的肠梗阻。

（二）根据肠壁有无血供障碍分类

一是单纯性肠梗阻，指只是肠内容物通过受阻，而无肠管血供障碍的肠梗阻。

二是绞窄性肠梗阻，指肠梗阻伴有肠壁血运障碍，可因肠系膜血管受压、血栓形成或栓塞等引起。

二、临床表现

（一）症状

1. 腹痛

阵发性腹部绞痛是机械性肠梗阻的特征，由于梗阻部位以上强烈肠蠕动导致，疼痛多在腹中部，也可偏于梗阻所在的部位。持续性阵发性加剧的绞痛提示绞窄性肠梗阻或机械性肠梗阻伴感染。麻痹性肠梗阻时表现为持续性胀痛，无绞痛。

2. 呕吐

梗阻早期，呕吐呈反射性，吐出物为食物或胃液。此后，呕吐随梗阻部位高低而有所不同，高位梗阻呕吐早、频繁，吐出物是胆汁样物；低位梗阻呕吐少、可吐出粪臭样物。结肠梗阻呕吐迟，以腹胀为主。绞窄性肠梗阻呕吐物呈咖啡样或血性。

3. 腹胀

高位梗阻一般无腹胀，可有胃型。低位梗阻及麻痹性肠梗阻腹胀显著，遍及全腹，可有肠型。绞窄性肠梗阻表现为不均匀腹胀。

4. 停止排便排气

见于急性完全性肠梗阻。但梗阻初期、高位梗阻、不全性梗阻可有肛门排便排气。血性便或果酱便见于绞窄性肠梗阻、肠套叠、肠系膜血管栓塞等。

（二）体征

1. 全身

单纯性肠梗阻早期，患者全身情况多无明显改变；梗阻晚期或绞窄性肠梗阻患者，可有口唇干燥、眼窝内陷、皮肤弹性消失，尿少或无尿等明显缺水征，以及脉搏细速、血压下降、面色苍白、四肢发冷等中毒和休克征象。

2. 腹部

机械性肠梗阻者腹部膨隆、见肠蠕动波、肠型；麻痹性肠梗阻者见均匀性腹胀，肠扭转时有不均匀腹胀；单纯性肠梗阻者有轻度压痛；绞窄性肠梗阻者有固定压痛和腹膜刺激征，可扪及痛性包块；绞窄性肠梗阻腹腔内有渗液，移动性浊音阳性；机械性肠梗阻时肠鸣音亢进，有气过水声或金属音；麻痹性肠梗阻或绞窄性肠梗阻后期并发腹膜炎者肠鸣音减弱或消失。若直肠指检扪及肿块提示肿瘤或肠套叠的套头，血迹提示肠套叠或绞窄。

（三）辅助检查

1. 实验室检查

单纯性肠梗阻后期，白细胞计数增加；血液浓缩后，红细胞计数增加、血红细胞比容增加、尿比重增高。绞窄性肠梗阻早期即有白细胞计数增加。水、电解质紊乱时可伴钾离子、氯离子、钠离子等的改变。

2. 影像学检查

在梗阻 4～6 小时 X 线立位平片可见到梗阻近段多个液平面及气胀肠袢，梗阻远段肠内无气体。空肠梗阻时 X 线平片示"鱼肋骨刺"征。结肠梗阻 X 线平片示结肠袋。麻痹性梗阻时 X 线检查示小肠、结肠均扩张。腹部 X 线平片结肠和直肠内均含气体提示不全性肠梗阻或完全性肠梗阻早期。肠梗阻，尤其当有坏疽、穿孔可能时，一般不做钡灌肠检查，因为钡剂溢入腹腔会加重腹膜炎。结肠梗阻和肠套叠时低压钡灌肠可提高确诊率。

三、治疗方法

治疗原则是解除梗阻，治疗缺水、酸中毒、感染和休克等并发症。

（一）非手术治疗

非手术治疗包括禁食，留置鼻胃管进行胃肠减压，纠正水、电解质失衡。必要时给予输血浆、全血。应用抗生素防治腹腔内感染。对起病急骤伴缺水者应留置尿管观察尿量。禁用强导泻剂、强镇痛药，防止延误病情。可给予解痉药、低压灌肠、针灸等非手术治疗措施，并密切观察病情变化。

（二）手术治疗

手术治疗的原则：①去除病因，松解粘连、解除疝环压迫、扭转复位、切除病变肠管等。排尽梗阻近侧肠道内的积气积液，减少毒物吸收。②肠切除肠吻合，恢复肠道通畅，修补腹壁缺损。进行腹腔清洗、引流。③短路手术，如晚期肿瘤已浸润固定，或肠粘连成团与周围组织愈合，可做梗阻近段与远段肠袢的短路吻合术。④肠造口或肠外置术，如患者情况极其严重，或因局部病变所限，不能耐受和进行复杂手术，可行此术式解除梗阻。

四、护理评估

（一）术前评估

1. 健康史

询问患者病史，注意患者的年龄，有无感染、饮食不当、过劳等诱因，尤其注意过去腹部疾病、手术史、外伤史。

2. 身体状况

了解腹痛性质（绞痛、阵发性疼痛或持续性疼痛）、呕吐物、胃肠减压抽出液的性质和量；腹胀、肠鸣音等体征的动态变化。有无腹膜刺激征出现。生命体征的变化，有无体液失衡的表现，以及辅助检查的结果。

3. 心理及社会状况

了解患者和家属有无因肠梗阻的急性发生而引起的焦虑或恐惧、治疗费用的经济承受能力，以及对疾病的了解程度等。

（二）术后评估

询问麻醉方式、术中输血和输液情况、手术方式和手术进行情况。术后患者的生命体征。术后患者恢复情况，有无切口感染、腹腔内感染或肠瘘等并发症。腹腔引流管是否通畅，引流液的颜色、性质和量。

五、护理措施

（一）非手术治疗患者的护理

1. 一般护理

①休息和体位，患者卧床休息。无休克、生命体征稳定者给予半卧位，以减轻腹胀对呼吸循环系统的影响，提高舒适感。②禁食、胃肠减压。患者应禁食，若梗阻缓解，肠功能恢复，可逐步进流质饮食，忌食产气的甜食和牛奶等。胃肠减压期间，观察记录引出胃液的性质和量。

2. 病情观察

注意观察患者的神志、精神状态、生命体征、呕吐、排便、排气、腹痛、腹胀、腹膜刺激征、肠蠕动情况，观察期间慎用或禁用镇痛药，以免掩盖病情。出现下列情况应考虑绞窄性梗阻，及时向医生报告：病情发展迅速，早期出现休克，抗休克治疗后改善不明显；腹痛发作急骤，起始即为持续性剧烈疼痛，或在阵发性加重之间仍有持续性疼痛；肠鸣音可不亢进；呕吐出现早、剧烈而频繁；有明显腹膜刺激征，体温上升、脉率增快、白细胞计数增高；腹胀不均匀，腹部局部隆起或触及有压痛的肿块（胀大的肠袢）；呕吐物、胃肠减压抽出液、肛门排出物为血性，或腹膜穿刺抽出血性液体；经积极的非手术治疗而症状体征无明显改善；腹部 X 线见孤立、突出胀大的肠袢，不因时间而改变位置，或有假肿瘤状阴影，或肠间隙增宽，提示有腹腔积液。

3. 输液护理

遵医嘱静脉输液，准确记录液体出入量，结合血清电解质和血气分析结果，合理安排输液种类和调节输液量，维持水、电解质、酸碱平衡。

4. 呕吐的护理

呕吐时患者坐起或头偏向一侧，以免因误吸呕吐物而引起吸入性肺炎或窒息；及时清除口腔内呕吐物，给予漱口，保持口腔清洁，并观察记录呕吐物的颜色、性状和量。

5. 用药的护理

遵医嘱应用抗生素，防治感染，减少毒素产生。

（二）手术治疗患者的护理

1. 术前护理

（1）全面评估患者

包括患者的健康史及其相关因素、身体状况、生命体征，以及神志、精神状态、行动能力等。

（2）心理护理

护士应了解患者的心理状况，有计划地向患者介绍有关疾病的治疗、手术方式及结肠造口术的知识，增强患者对治疗的信心，使其能更好地配合手术治疗及护理。同时也应取得患者家属的配合和支持。

（3）维持足够的营养

肠梗阻患者由于禁食水，术前的营养状况欠佳，术后患者需要有足够的营养进行组织修补、维持基础代谢。因此术前需纠正贫血和低蛋白血症，提高患者对手术的耐受力，利于术后康复。应给予静脉补液，输入营养液体。

（4）做好术前护理

协助患者做好术前相关检查工作，如影像学检查、心电图检查、X

线胸片、血液检查、尿便检查等。备皮。因患者肠梗阻不能服用泻药，应进行清洁灌肠。

（5）做好术前指导

嘱患者保持情绪稳定，避免过度紧张焦虑，备皮后洗头、洗澡、更衣，准备好术后需要的各种物品，如一次性尿垫、痰杯等，禁食水，术前取下义齿，贵重物品交由家属保管等。

2. 术后护理

（1）术后护理常规

按普通外科一般护理常规及全身麻醉术后护理常规护理。

（2）观察病情

观察患者的生命体征、伤口敷料及引流液情况，用腹带包扎腹部，减少腹部切口张力。

（3）饮食

术后禁食，禁食期间给予补液。待肠蠕动恢复并有肛门排气后可开始进少量流质；进食后若无不适，逐步过渡至半流质。

（4）胃肠减压和腹腔引流管的护理

妥善固定引流管，保持引流通畅，避免受压、扭曲。密切观察和记录各引流管内液体的颜色、性质及量。

（5）早期活动

患者麻醉清醒后，嘱其床上翻身活动，24 小时后坐起或下地活动，预防肺部并发症及肠粘连。

（6）并发症的观察及护理

① 出血

术后 24 ～ 48 小时易发生出血等并发症，出血时患者会出现面色苍白、出冷汗、脉搏细速、血压下降或脉压缩小，伤口有渗血，引流液为血液，每小时出血量大于 200mL，发现腹腔内出血时出现腹胀。一旦出现上述情况应及时报告医生，积极配合抢救。

② 肠粘连

肠梗阻患者如术后护理不当，仍可能发生再次肠粘连。因此应鼓励患者术后早期活动，尽早下床活动，以促进肠蠕动恢复，预防肠粘连。密切观察病情，观察患者有否再次出现腹痛、腹胀、呕吐等肠梗阻症状，一旦出现，应及时报告医生并协助处理，按医嘱给予患者口服液状石蜡、胃肠减压或做好再次手术的准备。

③ 腹腔感染

肠梗阻术后，尤其是绞窄性肠梗阻术后，若患者出现腹部胀痛、持续发热、白细胞计数增高、腹壁切口处红肿，或腹腔引流管周围流出较多带有粪臭味的液体时，应警惕腹腔内或切口感染及肠瘘的可能，应及时报告医生，并协助处理。

④ 切口裂开

营养状态差、低蛋白血症及腹胀患者，术后易发生切口裂开。应给予切口减张缝合，嘱患者咳嗽时用双手保护伤口，经常调整腹带的松紧度。有慢性咳嗽、前列腺肥大者，做相应处理，口服液状石蜡，每次100 ～ 200mL 以保持大便通畅。

六、健康教育

1. 告知患者注意饮食卫生，不吃不干净的食物，少量多餐，避免暴饮暴食。

2. 嘱患者出院后进易消化食物，少食刺激性食物；避免腹部受凉和饭后剧烈活动；保持大便通畅。

3. 老年便秘者应及时服用腹泻药，以保持大便通畅。

4. 出院后若有腹痛、腹胀、停止排气、排便等不适，应及时就诊。

第十章　手外科疾病护理

第一节　手部外伤护理

根据专家统计，手外伤的发生率（不包括上肢）仅次于下肢，占第二位，而且以开放性损伤为主。其损伤不仅是皮肤切割、单纯挫伤或皮肤撕脱，常伴有深部肌腱、神经、血管和骨折损伤等。绝大多数患者都存在皮肤缺损问题，需行植皮、皮瓣修复术。

一、手部常见外伤的诊治与护理

手部开放性损伤根据受伤原因、程度和临床特点可分为五大类：皮肤切割伤、皮肤撕脱伤、压砸性损伤、碾轧撕裂性损伤、高速贯穿性损伤。

开放性损伤处理包括急救处理、彻底有效的清创、深部组织的修复、创面的闭合、术后制动和康复训练。护理工作人员应围绕医疗工作的进展，采取相对应的护理措施，减少并发症的发生，争取使患者早日康复。

（一）急救护理

对患者进行急救护理的主要任务就是抢救生命，积极配合抗休克治疗。对手部损伤患者要进行简单有效的处理、迅速正确的转运，以便能使患者获得妥善治疗。

1. 迅速判明有无威胁生命的体征与合并伤

应迅速判明患者有无呼吸、心搏骤停、内脏破裂和胸腹部大出血、颅脑损伤等，一旦发现必须立即进行抢救。及时发现患者有无休克早期表现，如已有休克，应立即配合抗休克治疗。

2. 创面处理

目的主要是制止出血和防止再污染。对出血均应以厚纱布加压包扎止血，包扎后应注意观察指端的血液循环。如指端颜色改变提示有血运障碍，应及时通知医生进行对症处理，防止肢体缺血坏死。确有活动性大出血，加压包扎无效时，可用止血钳或止血带结扎止血。一旦应用，应严格采用记录卡做好止血时间记录，并严格遵守使用止血带的注意事项。立即取出创口内的可见异物，但外露骨端不能复位，以免造成深部污染，用消毒敷料或清洁布包扎创面。

3. 临时固定

手部损伤后，为了减轻疼痛，避免骨折移位和预防骨折的合并伤，并有利于运送，临时简便的固定是非常必要的。固定方法以预制夹板最为理想，也可就地取材。对应用临时肢体牵引的患者应做好牵引护理，保持有效的牵引，同时利于运送。

4. 迅速转运

按伤情的轻重，将伤员在最短时间内转送到能够处理的医院，进行最终处理。在转运过程中，护士应严密观察患者的生命体征，严防转运途中发生意外。

（二）清创术护理配合

手部开放性损伤多数是在劳动过程中的损伤，因此常被泥沙、杂质、油污等污染，也可由于手部皮肤上附有多少不等的致病菌而引起创口污染，故刷洗是最可靠的措施。选择中性、刺激性小、消毒的软肥皂进行刷洗后清创，切除受损皮肤和坏死肌肉，修整挫伤肌腱、神经和血管，修去骨断端和骨片上的污染物。应用大量生理盐水、1∶1 000～1∶2 000的苯扎溴铵、3%过氧化氢溶液浸泡创口后，协助医生更换手术台上的消毒巾、手术器械、手术衣和手套。进行深部组织的修复，主要血管必须给予吻合，肌腱、神经Ⅰ期闭合，感染给予控制才能为后期功能恢复创造条件。

（三）创面护理

护士应注意如下几个方面：

1. 注意外包扎敷料或石膏、支具的松紧度

外包扎敷料或石膏、支具的松紧度以2指的松紧为宜，过紧易造成组织压迫，最终导致肢体坏死，过松则达不到固定的目的。

2. 观察伤口敷料外观的渗血、渗液情况

如短时间内渗血较多、色鲜红，应警惕活动性出血的可能，应及时通知医生采取对症措施。如渗出液散发出臭鸡蛋气味，并伴有黄绿色渗出液提示伤口有铜绿假单胞菌（绿脓杆菌）感染，在做好伤口培养同时应切实做好床旁隔离及消毒隔离措施，避免交叉感染。如渗出液为淡黄色液体且量较多提示机体蛋白丢失过多，应鼓励患者多吃含高蛋白的食物，联系医生、营养师共同协作，提高患者机体耐受能力。

3. 观察肢（指）端血液循环的情况

肢（指）端色泽、温度改变或毛细血管反流时间改变均提示血供障碍，应及时通知医生进行对症处理。

4. 加强患肢（指）皮肤的护理

保持肢（指）体皮肤的清洁干燥，保持床单位平整，防止敷料、石膏、支具受潮及污染。

5. 抬高患肢

在肢（指）体血供情况良好的前提下，垫枕抬高患肢，高于心脏水平即可，以利于组织水肿消退，减轻压迫症状。

（四）术后制动与康复锻炼

制动有利于术后骨折、肌腱、神经和血管愈合，也有利于移植皮片、皮瓣的存活和愈合。

1. 固定的位置与范围

需根据骨折、肌腱、神经和血管修复后的要求决定，原则上以功能位为佳，但在特殊情况下，为保证骨折对位及肌腱、神经和血管吻合松弛，则需固定在强制位。

2. 固定的时限

固定的时限需要根据骨折愈合或肌腱、神经血管愈合要求而定。固定时间过长或未固定的关节不能及时活动，将影响肢体形态功能恢复。因此，非固定的关节和肢体必须有步骤地指导患者进行早期功能锻炼。

固定解除后更需有计划地开展康复治疗。只有重视制动与功能锻炼矛盾的统一，才能保证手部功能恢复。

二、游离皮瓣的护理

当外伤或手术因素造成皮肤和皮下组织连续性破坏和缺损时，必须及时予以闭合，否则可能产生创面的急性或慢性感染。

因较大面积皮肤缺损导致水、电解质和蛋白质的过量丢失，经久可致机体营养不良，重则亦可威胁生命。由于不能及时覆盖创面，导致创面最终以瘢痕形式愈合，往往影响美观或合并功能障碍，日后仍需整形处理。

创面覆盖的基本方式是由伤后增生的细胞和细胞间质填充、连接或替代缺损组织。现代外科技术已能用异体组织（皮肤、骨）或人工材料覆盖部分创面，但是自身组织的修复功能仍然是创面覆盖的基础。

（一）游离皮瓣术后麻醉护理

显微手术后，需尽可能让患者平稳地度过麻醉恢复期，避免呕吐、躁动、血压剧烈波动。护士应定时、正确观察患者生命体征，及时清除呕吐物，以保持呼吸道通畅。患者躁动时，应协同医生、麻醉师共同分析原因，警惕呼吸道阻塞或通气不足以及内出血导致的休克前期躁动。

（二）皮瓣观察

1. 皮肤的温度

移植组织的皮肤温度与健侧相比相差 2℃以内，因其干扰因素较多，故临床不作为皮瓣观察的记录项目，仅作为参考项目。

2. 皮肤的颜色

移植组织的皮肤颜色应红润或与健侧皮肤颜色一致。如皮色变淡或苍白提示动脉痉挛或栓塞。如移植皮肤上出现散在性瘀点，大多是静脉栓塞或早期栓塞的表现。随着栓塞程度的加重，散在瘀点相互融合成片并扩展到整个移植组织表面提示栓塞已经完全。随着栓塞时间的延长，皮肤颜色可发生如下变化：暗红→红紫→紫红→紫黑。

3. 肿胀程度

具体内容见表 10-1。

表 10-1　皮瓣肿胀程度的判断

肿胀程度判断	记录	肿胀程度判断	肿胀程度判断
一般移植组织均有轻微肿胀	（－）	皮肤肿胀明显，皮纹消失	（＋＋）
移植组织皮肤有肿胀，但皮纹存在	（＋）	皮肤极度肿胀，皮肤上出现水疱	（＋＋＋）

4. 毛细血管反流测定

用手指按压皮肤时，皮肤毛细血管排空、颜色变白，放开手指后在 1～3 秒内皮肤恢复充盈。

（三）护理

1. 固定患肢

根据皮瓣血运情况，患肢抬高或放低，制动一周左右。托板外固定，支被架保护，烤灯照射。

2. 与手术医生交接班

了解术中血管重建情况，观察血运情况，并做好肢体与组织移植护理记录单的记录。

3. 禁烟

病区内严格禁烟，包括患者、家属及探视者。

4. 指导患者及家属

避免一切可引起血管痉挛的有害因素。

（1）情绪因素

保持开朗、乐观，注意信息保护。

（2）环境因素

室内温度 23 ～ 25℃，湿度 60% ～ 80%。严格禁烟。避免使用具有挥发性的消毒剂，如氯制剂。

（3）疼痛因素

告诉患者不必强忍疼痛，可对症处理。

（4）腹内压增高因素

保持大、小便通畅，忌用力排便。可给予多纤维素、富含钾离子、易消化、清淡饮食，多饮水，避免辛辣及刺激性食物。指导患者床上大、小便容器的正确使用方法。必要时根据医嘱使用开塞露等缓泻剂。

（5）卧位因素

避免不正确卧位，如患侧肢体的长期受压，可影响血液循环。

（6）药物因素

严禁使用止血剂、血管收缩剂，如麻黄碱、呋麻滴鼻剂、肾上腺素、氨甲环酸等。

（7）感染因素

保持床单位的整洁平整。注意皮肤清洁、干燥。协助患者做好口、鼻腔清洁，防止口腔黏膜感染。

三、带蒂皮瓣的护理

（一）对游离皮瓣的护理

尤应注意的是对皮瓣蒂部的保护，避免受压、折叠而影响供血，导致皮瓣坏死。

（二）断蒂的护理

1. 目的

皮瓣经过 3 周左右的生长存活，即可进行夹管训练，旨在尽快将皮瓣与缺损部位吻合。

2. 方法

用血管钳（或皮筋、止血带）夹紧蒂部的最低端，以完全阻断血供为宜。计时的同时，观察皮瓣的血供情况。每天 2 次，首次从 5 分钟开始，以后每次逐渐增加夹管时间，直至每次 2 小时。需注意的是，如在夹管期间皮瓣血供发生障碍，应及时解除约束。再行夹管训练时应减少夹管时间，以免皮瓣坏死。

第二节　手部肿瘤护理

一、手部常见肿瘤的诊治

手部肿瘤十分常见，肢体其他部位发生的肿瘤，均可在手部发生。其中有些肿瘤在手部多见，如内生软骨瘤、表皮囊肿、血管球瘤等。

手部肿瘤包括肿瘤和瘤样病变，即真性肿瘤和假性肿瘤。手部肿瘤大多数是良性的，恶性的少见。发生在手部的恶性肿瘤患者，大多数为老年人。

手部假性肿瘤即瘤样病变可能由某些疾病所致，如创伤、感染、炎性疾病、代谢性疾病和先天性异常。

（一）引起瘤样病变的常见因素

1. 创伤，如血肿、腱鞘囊肿、表皮样囊肿、异物结节、神经瘤、增生性瘢痕、骨残端或外生骨疣、动脉瘤。

2. 慢性炎症和结缔组织病，如类风湿性结节、非特异性绒毛结节性滑膜炎、掌腱膜挛缩症、角化棘皮瘤。

3. 退行性病变，如外生骨疣、腱鞘囊肿、光化性角化病。

4. 感染，如寻常疣、炎性肉芽肿、假性上皮瘤样增生。

5. 代谢性疾病，如痛风石、黄瘤。

6. 先天性异常，如血管瘤、异常骨或肌肉、动静脉瘘。

（二）组织来源与分类

手部肿瘤根据世界卫生组织（WHO）推荐的肿瘤分类方法（即按肿瘤的组织来源）分为皮肤、软组织和骨肿瘤；按肿瘤的性质分为假性肿瘤（瘤样病变）、良性肿瘤和恶性肿瘤。具体包括：软组织肿瘤（腱鞘囊肿、表皮样囊肿、脂肪瘤等），血管肿瘤（血管瘤、创伤性动脉瘤等），周围神经瘤（神经纤维瘤、神经鞘瘤等），骨肿瘤（软骨瘤、内生软骨瘤、骨样骨瘤等）。手部肿瘤病变种类繁多，可发生于任何年龄，但以20～30岁发病率最高。

（三）临床特点

手部感觉灵敏，活动灵活，软组织少，且是身体最为暴露的部位，因此，一旦出现肿瘤，常易于发现。

手部出现肿块或肿胀是手部肿瘤的主要临床特点。由于手部软组织少，肿瘤位置一般都比较表浅。一旦出现肿块，即使很小，也易被摸到或看见，通常是患者自己发现手部肿块而来就医。肿瘤大小不一，小的只有数毫米。肿块的硬度和活动度随肿瘤的组织来源和性质而异。

局部疼痛或不适感是手部肿瘤的另一个主要表现。大多数患者在发现硬块时有局部疼痛和不适感，有时伴有局部压痛。某些特殊的肿瘤，如血管瘤，则以局部疼痛和压痛为主，且与温度变化有关。

手部肿瘤虽易于发现，但对于肿瘤的性质有时却难以确定，常需借助其他检查方法，甚至有的只有依靠病理检查才能确诊。

（四）诊断

1．准确的病史和正确的全身及局部检查结果是手部肿瘤诊断的重要依据。大多数患者可根据临床症状特点以及肿瘤局部的特殊表现确诊。

2．X线摄片检查。这是手部肿瘤诊断简单而重要的检查方法。

3．血管造影。主要用于血管瘤和动静脉瘘。

4．放射性核素扫描。可提供核素在骨内活动的图像。

5．超声波检查。这是手部软组织肿瘤诊断的一种有效方法。

6．CT或MRI。主要在常规X线检查的基础上进行，以解决X线不易显示或不易区分的病变。

（五）治疗方法

手部肿瘤的治疗关键是手术彻底切除肿瘤，减少复发的机会，特别是较易复发的肿瘤，如腱鞘巨细胞瘤。由于手部组织结构复杂、精细，手术应尽可能地避免医源性的血管、神经、肌腱功能损害。因此，正确的手术切口选择是手术成功的关键，必要时可应用放大镜或手术显微镜。

恶性肿瘤应根据恶性程度，在保全生命的前提下，尽可能地保留肢体功能。可考虑进行局部整块彻底切除后，应用组织移植予以修复或行截肢术，并适时地进行必要的化疗。

（六）临床表现与诊治

1．软组织肿瘤

（1）腱鞘囊肿

腱鞘囊肿发生在关节附近，是腱鞘的囊性肿物。囊肿内含高度黏性液体，成分为透明质酸和蛋白质。

诊断：手腕部皮下囊性肿块，表面光滑，与皮肤无粘连，张力大时较硬，但仍有弹性和囊性感。发生于近节指骨腱鞘的粒状囊肿较硬，常被误为骨质增生，需与腱鞘巨细胞瘤、表皮样囊肿、脂肪瘤、纤维瘤、类风湿关节炎鉴别。

治疗：症状不明显时可保守观察，有时肿块会消失。

非手术治疗：可用外力压破囊肿，吸出内容物，并局部注射药物。

手术治疗指征：肿块较大，疼痛不适；掌侧肿块影响握物；有神经压迫症状等。手术切除有一定复发率。

（2）表皮样囊肿

一般认为表皮样囊肿是由于外伤时将上皮组织带入深部组织所致，称为包涵囊肿、植入性表皮样囊肿。因此，大部分患者局部有外伤史，如刺伤、裂伤；亦有因手术所致而在手术切口旁发生表皮样囊肿者。囊肿可在伤后数月甚至数年后出现。

临床表现：表皮样囊肿呈圆形或椭圆形，多见于手指掌侧和手掌，亦有发生在指背者，以男性多见。囊肿生长缓慢，多无自觉症状，有时有轻度胀痛和压痛。伴感染时，肿块可增大，伴有红肿和压痛，有时会自行穿破。肿块质软而无弹性，触之似有波动感。囊肿可有移动性。

治疗：表皮样囊肿较大时或有症状时可手术切除，预后良好。伴有感染者，待炎症完全控制后再行手术切除，以防感染复发。

（3）血管球瘤

血管球瘤是正常血管球增生所致的一种良性肿瘤，直径一般不超过1mm。

诊断：血管球瘤根据典型的三联症，即疼痛、点状压痛和冷敏感，以及大头针压痛试验阳性，即可做出诊断。

治疗：一旦确诊，即应手术摘除。

（4）腱鞘巨细胞瘤

属良性肿瘤，是手部较为常见的肿瘤，多见于手指，特别是手指近节。

诊断：主要是依据临床特点，最终的诊断是手术时显露出的肿瘤为特有的黄褐色，以及病理组织学检查。

治疗：疑为腱鞘巨细胞瘤的手部肿块，均应尽早手术切除。彻底切除肿瘤是治疗的关键。如有肿瘤组织残留，易于复发。

（5）脂肪瘤

脂肪瘤起源于脂肪，多为单发的无痛性肿块，生长缓慢。为一局限性隆起肿块，表面光滑，质地软，无压痛，有一定活动度。

诊断：超声波检查对于表浅的脂肪瘤的诊断是有帮助的，深部的脂肪瘤通过 MRI 检查可以确诊。

治疗：肿块进行性生长，且产生局部压迫和神经压迫症状，为明确诊断而需组织学检查者，可行手术切除。

（6）黏液囊肿

多发生于 50 ~ 70 岁的中老年妇女。肿物常位于远侧指间关节背面的一侧，局部隆起，直径约数毫米至 1cm，其内容物为透明胶样液体。由于表面皮肤很薄，可呈半透明状。一般无自觉症状，张力较大时可有轻微疼痛。

治疗：非手术治疗亦可与腱鞘囊肿一样；手术切除囊肿是有效的治疗方法，但必须彻底，否则极易在短时间内复发。

2. 血管肿瘤

（1）血管瘤

血管瘤是常见的软组织肿瘤，多发生于女性。血管瘤可分为毛细血管瘤和海绵状血管瘤。

诊断：多数可根据临床表现确诊。海绵状血管瘤可发生在肢体任何组织，生长在皮肤、皮下组织、肌肉、腱鞘、神经和骨骼内。范围大小不一，小者仅为数厘米，界限清，易于彻底切除。大者可波及全手、整个前臂甚至整个上肢，边界不清，广泛侵及上肢各种重要组织。海绵状血管瘤表面为蓝色和紫红色的肿物，有压缩性。血管瘤可致肢体疼痛和功能障碍。

治疗：分非手术治疗和手术治疗。非手术治疗包括注射硬化剂、放疗、激光治疗和透热疗法等。手术治疗可切除血管瘤，但易复发。

（2）创伤性动脉瘤

一般发生在大的动脉，是由于动脉受锐器伤破裂出血，而血液不能外流，在软组织内形成血肿。这种血肿与动脉直接相通，随心跳而搏动，因而又称为搏动性血肿。听诊时，于肿块上方可听到明显的收缩期吹风样杂音。

治疗：一旦确诊，即应手术治疗。手术原则是根治肿瘤，并尽可能保存肢体血供。

3. 周围神经肿瘤

（1）神经鞘瘤

神经鞘瘤是周围神经最常见的一种良性肿瘤，多发生于四肢。主要临床表现是沿神经生长的椭圆形或梭形肿块，表面光滑，边界清楚，有一定活动度，无明显压痛或有轻度压痛。由于本病多位于神经干，因此，凡沿神经干生长的肿块，均应首先考虑本病。

治疗：手术切除肿瘤是唯一有效的治疗方法。

（2）神经纤维瘤

神经纤维瘤可以单发或多发。多发型肿瘤沿神经干分布，皮肤可出现色素沉着。肿瘤大小不一，可分为皮肤型和皮下型。

治疗：本病只在肿瘤较大产生明显症状、有恶变倾向或特别有碍于美容时，应予以手术切除，而有恶变倾向的患者应做广泛的肿瘤切除。

4. 骨肿瘤

（1）软骨瘤

软骨瘤为手部最常见的良性肿瘤，又称内生软骨瘤。本病恶变即为软骨肉瘤。临床上很少见恶变。

内生软骨瘤单发多于多发。一般常无明显症状，而且肿瘤生长缓慢，常不易被注意，早期不易诊断。如果依据典型的 X 线表现易于确诊。

治疗：病变范围较小而无症状者可暂不手术，定期观察，如有增大趋势再行手术。肿瘤范围较大、畸形明显、骨质变薄者，应立即进行手术。

（2）骨软骨瘤

骨软骨瘤属软骨源性良性骨肿瘤。手部骨软骨瘤多见于手掌、指骨，手部出现畸形，因此肿瘤常易发现。

诊断：除了临床表现外，主要以典型的 X 线来确定。

治疗：无症状，肿瘤较小，不影响手指功能者，一般不需治疗，继续观察其变化。出现畸形，肿块较大时妨碍手指活动，影响功能者，需进行手术切除。

（3）骨样骨瘤

骨样骨瘤是良性肿瘤，好发于 20 岁左右的青年人，男性多于女性。

诊断：疼痛是主要症状，常呈缓慢的进行性加重。夜间疼痛可影响睡眠，疼痛向邻近关节及肢体近端放射。X 线是本病诊断的重要依据。

治疗：手术切除为主要的治疗手段。

二、手部常见肿瘤的护理

（一）术前护理

1. 按手外科护理常规进行护理。

2. 积极完善各项术前检查，禁烟。术前一日做好术前准备：备皮，做青霉素试验、普鲁卡因试验，修剪指，沐浴，更换清洁衣裤，患者身份识别腕带，并向患者和家属进行术前后宣教以取得配合。

3. 注意患侧肢体的保护，避免外伤及皮肤破损引起感染。

（二）术后护理

1. 按麻醉后护理常规进行护理。

2. 手术切除后，因肿瘤大小不同而往往留有一定空腔，故应予以压迫止血。被压迫肢体应注意观察肢体肿胀情况、皮肤颜色、循环及肢体感觉。

3. 术中置皮片引流或负压引流者应注意观察引流液的色、质、量。

4. 用石膏固定者，创面切口出血时可渗到石膏表面，出血多时可沿石膏内壁流到石膏外面，污染床单位。因此要注意观察血迹是否扩大，可沿边界做好记号并注明时间。如发现边界不断扩大，应及时报告医生。

5. 术后 24 ～ 48 小时内应制动，以减少出血；48 小时之后开始活动。

6. 根据医嘱合理安排口服或静脉滴注抗生素治疗。

（三）康复护理

1. 术前康复

肿瘤患者一般无关节挛缩或肌肉萎缩情况，如有应进行一些康复治疗以纠正（如关节的主、被动运动，肌肉的原位收缩）。

2. 术后康复

（1）抬高患肢，早期应注意肢体的肿胀。

（2）督促患者早期下床活动。

第三节　手部肌腱损伤

手部肌腱损伤是手外科中的一个重要而复杂的问题。手部肌腱损伤多为开放性，以切割伤较多。常合并神经、血管伤或骨关节损伤，也可发生闭合性撕裂伤。外力引起的肌腱起止点断裂称为肌腱断裂。肌腱断裂后，相应的关节失去活动功能。

一、屈肌腱损伤的诊治

（一）诊断

屈肌腱损伤后，相应关节失去活动能力。在临床上可以根据患者的受伤史、临床表现以及辅助检查进行诊断。

1. 受伤史

询问患者致伤原因、时间、受伤部位及有无伤口，根据受伤部位估计深部组织的受伤情况。

2. 临床表现

不同区域屈肌腱损伤后有不同的表现，对屈肌腱损伤的诊断主要是依据手指关节的活动能力。

（1）指深、浅屈肌腱均完全断裂时，近、远侧指间关节均无主动活动能力；仅有指深屈肌腱损伤，远侧指间关节失去主动活动能力；指浅屈肌腱断裂而无深肌腱断裂时，无指间活动异常；拇长屈肌腱损伤后，拇指指间关节不能主动屈曲。

（2）临床上也有例外情况：指深、浅屈肌腱同时断裂，但有指浅、深屈肌腱的腱系带将近侧断端和指骨相连，能主动屈曲近侧指间关节，但近侧指间关节屈曲的力度减弱。指屈肌腱上的不全断裂，可出现手指主动活动常正常，但活动时有疼痛，主动屈曲力量减弱。

3. 辅助检查

高频彩超：正常肌腱具有特征性的超声图像。高频超声能够提供有关肌腱情况的图像资料，是临床上了解肌腱损伤和愈合情况的辅助检查手段。

（二）治疗原则及方法

1. 治疗原则

手部屈肌腱的修复，通常根据不同的手术部位，采用与其解剖结构和营养特点相适应的修复方法和术后活动方法。

（1）早期修复

早期肌腱修复是指在受伤后 6 ～ 12 小时（也有人认为在 24 小时内）所做的修复。做早期修复的患者应该是污染较轻的新鲜外伤患者，创面清洁整齐，经清创后能一期缝合。

（2）延迟早期修复

延迟早期修复是指受伤后 24 小时～ 3 周的肌腱修复。延迟肌腱早期修复适用于由于计划原因不能早期修复；也适用于因创面有污染，虽清创后已行早期缝合的创口，在创伤炎症消退后做延迟早期修复。

（3）晚期修复

晚期修复是指受伤 3 周以后，根据条件选择适当的时期进行肌腱断裂修复。患者主要是由于早期创面污染严重或创面缺损较大，不能直接缝合，需经皮瓣移植修复者；也有患者因全身情况不佳等其他原因，丧失一期或延期肌腱修复的时机，都应采取二期手术。在手指腱鞘区，伤后 1 ～ 2 个月一般不应做特殊手术修复。晚期修复主要指受伤 3 个月后的二期肌腱移植和假体肌腱植入术。

2. 治疗方法

（1）非手术治疗

石膏、手指夹板固定，康复治疗等。

（2）手术治疗

各期的肌腱缝合修复术、腱鞘和滑车的修复重建、肌腱移植术和肌腱移位术等。

二、伸肌腱损伤的诊治

伸肌腱损伤常常由较为暴露或浅表的损伤导致。手背侧皮肤和皮下组织薄弱，肌腱在多处紧紧贴近皮肤表面，手背侧的切割、挫捻、压挤或撕裂等均会累及伸肌腱。

（一）诊断

伸肌腱不同部位断裂，其相应关节不能伸展，可出现畸形。对伸肌腱损伤的诊断同样可以根据患者的受伤史、临床表现以及辅助检查，主要是依据不同区域的指伸肌腱损伤后的特征性表现。

1. 远侧指间关节处的伸肌腱损伤

表现为槌状指畸形，手指末节处于半屈位置，不能主动伸直。在损伤的急性期还可以检查到手指末节背侧肿胀和压痛。

2. 近指间关节处的伸肌腱损伤（尤其是中央束单独损伤）

表现为纽孔样畸形，集邻近指间关节半屈，远指间关节过伸，掌指关节处的指伸肌腱中央束损伤或伸肌腱帽损伤表现为伸指力量减弱。

3. 在腕部或前臂部的伸肌腱损伤

可以表现为损伤指不能伸直，伸腕力量减弱。由于腱背指伸肌腱间存在腱间结合联系，单凭某根指伸肌腱损伤并不意味着相应手指完全丧失伸指能力。

（二）治疗方法

伸肌腱损伤后的治疗也是按照不同区域进行不同的治疗，总的治疗原则和方法同屈肌腱损伤的治疗。

三、肌腱损伤的护理

（一）术前护理

1. 心理护理

手部肌腱损伤后，相应关节活动功能丧失，患者往往会产生焦虑及恐惧的心理，这些不良的心理因素会影响手术效果。术前，护士应主动与患者交流，了解患者对手术的态度和想法，有针对性地向患者解释手术目的、注意事项及术后功能锻炼的重要性等，取得患者配合，使患者树立战胜疾病的信心，使手术达到预期的效果。

2．术前准备

（1）完善术前各项常规检查

如血象、出凝血时间、肝功能、肾功能、心电图、X线胸片。

（2）术前的健康指导

包括术前禁食、禁水时间，卫生处置，加强营养，注意休息和保暖，预防感冒，术后外固定的体位及注意事项等。

（3）皮肤准备

认真做好手术野皮肤清洁，术前可沐浴1次，并修剪指甲。手术日清晨常规备皮，以减少术后感染。

（二）术后护理

1．心理护理

术后患者担心手术疗效，或对疼痛特别敏感，可能不愿接受早期锻炼等。护士应针对存在的问题，及时做好患者的思想工作，让其主动配合，共同完成各项治疗和护理工作。

2．一般护理

观察患者生命体征及患肢情况，伤口敷料外观有无渗血、渗液，手部及手指的肿胀程度、温度、感觉及活动状况。如有异常，及时通知医生并给予处理。

3．患肢体位与外固定的护理

立位时患肢于胸前悬吊，防止下垂影响手指末端血液循环；卧位时垫高患肢，一般抬高20°～30°，以促进血液循环，减轻肿胀。勿取患侧卧位，以免影响血液循环。外固定者保持外固定的有效性，并注意外固定包扎松紧适宜。

4. 疼痛护理

由于手部神经支配丰富，肌腱术后患者常感到伤口有不同程度的疼痛。应为患者创造舒适、利于休息的环境，正确有效地评估患者的疼痛程度并给予积极有效的止痛措施，减轻患者的疼痛，提高患者的舒适度，并使能进行有效的功能锻炼。

5. 康复护理

康复治疗包括手功能康复体疗、作业疗法、支具疗法、物理疗法等。向患者宣传康复治疗的重要性，了解康复锻炼的有关知识和方法。并根据患者受伤程度制订不同的康复计划，指导并督促患者进行积极、有效的康复训练。

功能锻炼的时间和方法如下：

（1）早期无抗阻的功能锻炼

最早第 2 天就可以开始进行限制被动功能锻炼。术后 1 ～ 3 周限制性被动活动，以减少粘连，促进愈合。在医护人员的严格指导下进行患肢（指）被动屈曲、伸直活动，方法同上。

（2）中期无阻抗的功能锻炼

术后 4 ～ 5 周，指导患者轻度主动活动患肢（指），练习时动作缓和，用力适当，每天 10 次，每次 5 分钟，以引起轻度酸胀为宜，避免暴力性动作。按摩肌肉和关节，配合采用局部理疗，如超短波、频谱等疗法。

（3）后期逐渐增加阻抗的功能锻炼

4 ～ 8 周后完全去除石膏保护负重锻炼，渐进加大阻抗活动；术后 6 ～ 10 周变被动活动为主动活动患肢（指）。练习时掌握动作要领，功能活动由简到繁，循序渐进。鼓励患者做日常生活动作。10 周后根据患者的工作性质或意愿进行各种不同的作业训练，为回归社会、恢复工作做好准备。

6. 并发症的预防与护理

（1）水肿

预防：水肿一般出现在术后 48 小时内，是手外伤术后常见及相对较轻的并发症。术后，置患者舒适卧位，用枕头或支架抬高患指连同该侧手臂，略高于心脏水平，促进静脉血和淋巴液回流，以减轻肢体水肿及疼痛，避免手指或肢体因长时间受压而肿胀加重。患者坐位或立位时将患肢悬吊于胸前，不能下垂或随步行而活动。密切观察手指末梢循环，防止因敷料包扎过紧或石膏固定不佳而造成静脉回流不畅。

护理：注意抬高患肢体位，敷料包扎松紧合适，术后 1 天就可以轻轻按摩患指指腹；术后 1 天可进行红外线理疗，每天 2 次，每次 20 分钟，促进末梢血液循环，减轻肿胀。

（2）肌腱粘连

肌腱修复术后，很难避免与周围组织发生粘连。一旦发生粘连，轻则影响肌腱活动，重则使肌腱修复手术失败。肌腱粘连是导致手术失败的最主要原因。

（3）肌腱断裂

肌腱断裂产生的原因：①功能锻炼不当。②早期主动活动。术后早期主动活动是导致肌腱断裂的重要原因。由于术后早期肌腱尚未愈合，此时主动活动易使肌腱吻合口因张力过高而导致肌腱断裂。③术后过早负重。术后 4～5 周是轻度主动活动期，个别患者对功能锻炼过于急躁，盲目加大活动度，可造成肌腱再断裂。④其他因素。与受伤的部位、程度及手术方法有关。

（4）关节僵硬

产生的原因：患者因为过度焦虑，担心疼痛，又惧怕肌腱断裂而不敢活动，结果导致正常关节肌肉的酸胀、疼痛，以至于关节僵硬。

预防：最好方法是尽量缩小固定范围，并尽量缩短固定时间，同时指导患者练习固定范围以外肢体近端和远端各关节的大幅度活动。要使患者清楚地认识到，未被固定的关节不但可以活动，而且必须活动。这需要护士给予耐心的解释，使患者知道，出现关节僵硬会给生活带来的诸多影响。护士要根据患者的不同情况及时予以相应的功能锻炼与理疗等，防止发生关节僵硬。

（5）其他并发症

肌腱修复术后除以上几种并发症外，还可以出现瘢痕挛缩、肌肉萎缩等并发症，主要与不及时的功能锻炼有关，也与患者的个体差异有关。治疗与护理上要注意为患者补充营养，增强患者的免疫力，及时给予热疗、蜡疗等物理治疗。

7. 健康教育

（1）遵医嘱定时服药。

（2）保护患肢，保持伤口的清洁干燥，抬高患肢。戴石膏固定出院者，应定期来院拆除石膏。

（3）补充营养，避免刺激性食物。

（4）继续加强康复训练，并逐渐加大运动幅度和量，直至手的功能恢复为止。

（5）定期门诊随访。

四、肌腱粘连的临床表现与护理

临床上，无论是屈肌腱还是伸肌腱，修复术后多数患者都会形成不同程度的肌腱粘连。肌腱粘连是导致肌腱修复疗效欠佳的主要原因，肌腱粘连受患者年龄、损伤类型、腱周组织和手术及术后处理等因素的影响。

（一）预防

1. 无创技术操作。准确地修整肌腱组织，保护肌腱的内源性愈合能力是防止粘连的首要手段。

2. 合理的肌腱缝合方法。目前倾向使用抗张力强的方法缝合，以适应手指被动，甚至主动屈曲的术后早期活动。

3．腱周组织的修复与重建。

4．使用粘连侵入的屏障物。

5．药物使用。如使用透明质酸修复肌腱周围防止粘连，局部使用几丁糖防止粘连等。

6．早期的功能锻炼。这是防止肌腱粘连十分重要而有效的手段。无论是屈肌腱还是伸肌腱，一般术后用短臂石膏托固定制动 24 小时后，患者即应在康复师的严格指导下进行被动屈曲、伸直活动。

（二）临床表现

手部肌腱损伤或修复术后常发生肌腱粘连，肌腱粘连后，手的功能有明显的屈伸障碍。当肌腱与骨完全粘连时，粘连区远侧一个或几个关节特定的主动活动丧失；特定的被动活动也会受限。

（三）处理原则

肌腱粘连松解术是针对手部肌腱修复术后产生的对手功能有明显影响的粘连而进行的补救手术，基本方法是手术切除或切开肌腱周围的粘连组织，松解肌腱，使肌腱重新获得较大范围的活动度。手部肌腱粘连松解术的关键点是手术松解范围必须达到正常的肌腱组织。

1．适应证

手部肌腱损伤修复术后，功能恢复不佳，有明显手指主动活动受限，但被动活动良好者。

2．禁忌证

（1）手指关节僵直者不适合进行粘连松解术，应首先纠正关节僵直。

（2）局部感染者。

（3）损伤局部皮肤有广泛瘢痕或皮下组织缺失者。

（四）护理

同肌腱损伤的护理。

（五）康复指导

1. 抬高患肢，促进血液回流，减少肿胀。

2. 功能锻炼。肌腱粘连松解术后，早期功能锻炼是预防再粘连的主要措施。术后 24～48 小时即可去除敷料，练习有关关节的主动屈伸功能。一般术后 2 天，每天锻炼 1～2 次，每次充分屈伸手指 2～3 次；术后 3～4 天，每天锻炼 3～4 次。以后逐渐增加练习次数和强度，最大限度地减少伤口内出血和肿胀，并且抑制肌腱的再粘连。术后 2～3 天还可进行理疗，采用蜡疗、超短波及体疗等手段，可起到消肿、软化瘢痕、促进局部血液循环，进而提高疗效的作用。

参考文献

[1] 杨艳杰，曹枫林. 护理心理学 [M]. 5 版. 北京：人民卫生出版社，2022.

[2] 李小寒，尚少梅. 基础护理学 [M]. 7 版. 北京：人民卫生出版社，2022.

[3] 姜丽萍. 社区护理学 [M]. 5 版. 北京：人民卫生出版社，2022.

[4] 何文英，侯冬藏. 实用消化内科护理手册 [M]. 北京：化学工业出版社，2019.

[5] 邵小平，黄海燕，胡三莲. 实用危重症护理学 [M]. 上海：上海科学技术出版社，
2021.

[6] 尤黎明，吴瑛. 内科护理学 [M]. 7 版. 北京：人民卫生出版社，2022.

[7] 葛艳红，张玥. 实用内分泌科护理手册 [M]. 北京：化学工业出版社，2019.

[8] 任潇勤. 临床实用护理技术与常见病护理 [M]. 昆明：云南科学技术出版社，
2018.

[9] 胡三莲，高远. 实用骨科护理 [M]. 上海：上海科学技术出版社，2022.

[10] 胡雁，陆箴琦. 实用肿瘤护理 [M]. 上海：上海科学技术出版社，2020.

[11] 陈凌，杨满青，林丽霞 [M]. 心血管疾病临床护理. 广州：广东科技出版社，
2021.

[12] 熊云新，叶国英. 外科护理学 [M]. 4 版. 北京：人民卫生出版社，2018.

[13] 王霞，王会敏. 实用肿瘤科护理手册 [M]. 北京：化学工业出版社，2019.

[14] 李卡，金静芬，马玉芬. 加速康复外科护理实践专家共识 [M]. 北京：人民卫生
出版社，2019.

[15] 邵小平. 实用急危重症护理技术规范 [M]. 上海：上海科学技术出版社，2019.

[16] 蒋红，顾妙娟，赵琦. 临床实用护理技术操作规范 [M]. 上海：上海科学技术出版社，2019.

[17] 李乐之，路潜. 外科护理学 [M]. 7 版. 北京：人民卫生出版社，2022.

[18] 曹梅娟，王克芳. 新编护理学基础 [M]. 4 版. 北京：人民卫生出版社，2022.

[19] 李俊红，叶丽云. 实用呼吸内科护理手册 [M]. 北京：化学工业出版社，2018.

[20] 冯岚，张雪梅，杨晓燕. 脊柱外科护理学 [M]. 北京：科学出版社，2021.